育儿新概念
宝宝发烧照护经

财团法人尹书田纪念医院
小儿科主任医师
陈永绮 著

东方出版社

目 录

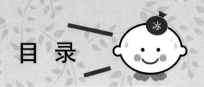

PART 1　体温升高了

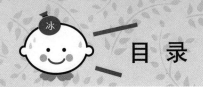

目 录

PART 2 常见发烧照顾疑惑

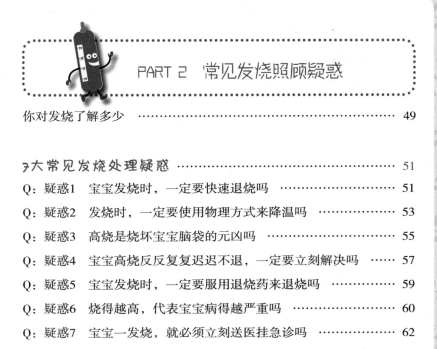

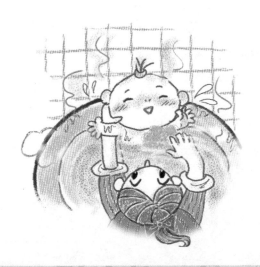

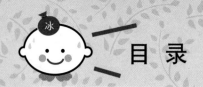

目 录

PART 3　发烧宝宝的居家照护

目 录

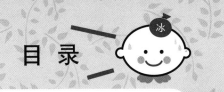

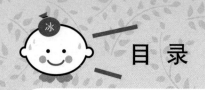

目 录

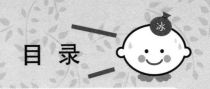

目录

PART 4　引发宝宝发烧的常见疾病

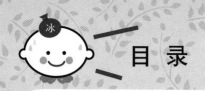

目 录

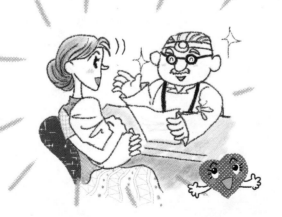

对付发烧要知己知彼，
才能百烧百退

在主持健康类节目当中，有机会能访问到许多医师专家，当然除了一边做节目、一边学习是最大的收获之外，对自己还有一个附加好处，就是：一旦自己或身边的亲友生病时，可以随时咨询或就医。所以大家都说：每个人身边一定要拥有三种朋友：医师、律师、会计师，而医师就排名首位。因为医师是挽救生命、维护健康最重要的推手！

真正比较熟悉陈医师应该是在十几年前吧！当时长辈的女儿抱着一岁多的小宝贝自旧金山返台探亲，才返台三天，新手妈妈与小宝贝就相继感冒。大家就都怪起台湾地区空气不佳、传染病毒多，所以身体难以抵御，容易被病毒攻占。这时，小宝贝突然高烧不退。因此，先赶忙把小宝贝送到我常访问医师的"书田诊所"求医住院，正巧就是陈医师担任主治医师。

每当我前往探视时，陈医师总是面带微笑耐心地说明病情。但我记得那位小宝贝是属于超顽劣性格，体温一上升，发烧不舒服时，就24小时地哭闹不停，连嗓子哭哑了还是不停地哭……常让一家子的大人们，围在病房里不知所措。

此时，陈医生更是耐着性子哄着小宝贝，给予适当且自然的照护治疗，并建议拿些玩具、书籍来让小宝贝分散注意力，忘记发烧的不适，并补充水分，一方面也叮咛大人们要轮班来照顾，不要浪费人力，要保持自己的体力，照顾宝宝前，要先照顾好自己的身体才对。让我觉得陈医师真是既专业又有耐心。

相信"发烧"是家中有宝宝的父母最常遇到的问题，例如：打完预防针、出门疯玩一天、上个幼儿园回家……一年四季转变，都可能会染上感冒发烧。但绝大部分父母在宝宝发烧时都会非常紧张，急于寻找退烧的方法。当然，这是自然反应。但也有家长真的会拿着健保卡，一天中急着带发烧不退的宝宝连跑三家医院，甚至去求神问卜又受惊。唉！虽然只是发烧，也真是会让许多父母急得要命啊！

其实，在面对发烧的照护上，医师告诉我们：发烧的过程是有阶段性的，发烧本身并不可怕，重要的是要找出病因，对付发烧，就如同打仗一样，真的要知己知彼、才能百烧百退。不要惊慌失措，或听信民间偏方，否则反而会延误治疗的时机。

事实上，发烧的机制是由疾病引起的体温升高，可能是细菌、病毒、霉菌等，也可能是身体内部的异常组织细胞或是免疫系统过度反应所释放出来的警讯。

所以医师在书中也提醒大家：不管是新手父母，还是资深家长或老师们，当宝宝发烧时，应该能判断宝宝发烧可能的原因，请专业医师予以治疗，如果是一般滤过性病毒感染，不需要使用抗生素就会痊愈。如需就医时要先行告知医师宝宝的身体反应和病情状况，请医师建议处方治疗或自行适当照顾。

数年后，再次与陈医师在节目的访谈中相遇，感觉她更具专业成熟与自信。私下聊起，才知这些年来，她为了照顾家人及患癌症的父亲，曾暂缓一线医疗工作，全心投入守护工作。之后，更远赴美国哈佛医学院附属丹纳法博癌症中心担任研究员，研究血液肿瘤医学，让我十分敬佩。

她不但是位专业医生，也非常孝顺父母。相信在陈医生从事医学工作的同时，更能体会到人生中应如何去选择什么是更重要的，什么是更值得珍惜与把握的吧！

　　虽说宝宝是父母们甜蜜的负担，但每位家长都期望自己的宝宝在身心上都能健康发育。通过专业医师宝贵的经验所撰写的书籍，兼具理论与实用性，更能提供给家长们正确观念与适当处理方法，快速解决问题、消除疑惑。本书更像是一本实用又必需的工具书，建立正确的卫教观念，让家长陪伴您的宝宝健康快乐成长！

电视广播节目主持人　　张月丽

为宝宝的健康把关

由于台湾地区生育率频频创新低，许多新手父母的育儿经验普遍不足，再加上现代社会小家庭兴盛，传统大家庭中长辈提供的育儿相关经验不复存在，也使得照顾生病宝宝的工作难上加难。

照顾发烧的宝宝是父母必经的考验之一，然而民间关于照顾发烧宝宝充斥着许多道听途说的信息，诸如：发高烧会烧坏脑袋、急速退烧才能立即减轻宝宝的不适等，常使得新手父母无所适从，担心若照顾方式不当，不小心延误了病情，会误了宝宝的一生。

拜网络科技发达所赐，目前育儿相关信息的取得相当容易，但过多的参考信息，反而加深父母照顾时的疑虑，"网友的建议是正确的吗"、"我对信息的解读正确吗"、"照着做好吗"？

事实上，养育儿女的道路上并不存在快捷方式，认真勤作功课，是确保宝宝健康的重要环节。找到正确的、有用的信息，将会减少您育儿时的彷徨无助。幸运的是，在陈永绮医师的最新力作里，就提供给您一个简便且正确的照顾方法，陈医师是资深的小儿科医师，建议父母在平时就详加阅读，以便在急需之时妥善运用，以减轻您的焦虑感。

本书最难能可贵的是，将发烧的原理写的简浅易懂，不易造成阅读的门坎；并将重点放在家长最关心的照顾细则上，诸如：是否该用物理性方法退烧、发烧时退烧药的使用时机等。此外，也将发烧可能导致的疾病提出并加以说明，使家长对发烧有更全面的了解。

更重要的是，陈永绮医师于书中也提醒您"预防重于治疗"的概念，若家长能多注意宝宝的日常生活调养、多运动，方能提升宝宝的抵抗力、维持健康。期待本书的出版能给予您照顾宝宝上的协助，并进一步促进宝宝健康。

药学博士　潘怀宗

教您轻松面对宝宝发烧问题

　　行医已迈向三十年头的我，在多年的诊断经验里遇到最多的应该就属婴幼儿的发烧问题，遇到的家长可以说是无奇不有。

　　有的家长完全依照医师的指示，一丝不苟，医师说如何观察，什么情况下应该再回诊做进一步检查，什么时候要紧急送往大医院急诊，什么时候该服用退烧药，或以泡温水降温等，完全照单抓药。

　　有的家长则是完全反驳医师的指示，当医师说要做抽血检查、X光检查或尿液检查时，会立刻用嗤之以鼻的态度响应说："为什么？"常是医师解释了半天，家长还是会用同样的态度或是说会有副作用等理由来拒绝让婴幼儿接受检查。有的家长则是一听到医师建议用"抗生素"时，会立刻以强烈的态度拒绝，甚至认为医师无能也无医德，让身为医师的我处于两难的境地，进退不得。

　　随着时代的进步，信息透过网络的取得可以说是相当容易，加上每个人或多或少都有照护过发烧宝宝的经历，因此在婴幼儿遇到发烧问题求医时，往往心中都已经有个"数"，认为医师应该会依照自己原先的认知来处理。

一旦看诊的医师与自身的想法有出入，或是宝宝烧不退时，就会认为医师的医术不高明，应该赶紧换个更有经验或较有名气的医师才行。

这样"先入为主"的想法，往往也是导致医病关系日渐恶化的原因之一。当然，这也不能都单方面归因于家长，医师本身也应该时时检讨是不是有可以改进的地方。

想到这里，除了抒发现今医师的无奈与为难，也让我想起"久病成良医"这句谚语，究竟这本关于"发烧"主题的书，是要写给哪些读者群分享？

因此，在此我确定了本书的中心主旨——每当婴幼儿发烧时，不管是新手父母或是已在照护婴幼儿上非常得心应手的家长或老师们，请用一种"轻松"的心情，来与我一同检验，并和我分享其中的酸甜苦辣。

陈水淼

医师妈妈经　宝宝发烧甘苦谈

在开始动笔写作本书之前，每当脑海中浮现"该执笔写发烧"的念头时，生活中总会出现一些不可预期的事情让我疲于奔命，无形中让写书的事情一延再延，如此的情况虽不能说是"X档案"，但也可算是命运捉弄，使这件事情一直停滞不前。

仔细地思索其中原因，也许是因为自己对发烧的印象，除了每天看诊时会碰到，感到司空见惯外，似乎只有在家里的两个宝宝发烧时，才会让我这个做妈妈的忙得不可开交。

儿时发烧记忆　瘦了真好

反观诸己，我亲身的发烧经历并不多，印象比较深刻的一次，是在小学五六年级时，可能是因为扁桃体发炎的缘故，导致喉咙极痛、全身不时地颤抖且忽冷忽热，当时只觉得虽然全身发热但却很怕风，不管是什么风，甚至是有人从旁经过时所制造的些许凉风，都让我觉得很不舒服、坐立难安，甚至到了夜晚也睡不安稳、频频醒来，直到全身冒汗后，才舒坦起来；但不到几分钟的光景，怕冷的感觉又出现了，这样反反复复折腾我整整两天的时间，体温才恢复正常，身体也才轻松了起来。

这也难怪，待体温恢复正常，偷空梳洗身体时，不由得对着镜子愣了一下，有点不认识镜中人啦！连向来最不喜欢的月饼脸，也瘦成了鸡蛋脸，心中暗忖："生病还真不错，只要躺着休息睡觉就可以变瘦，付出这么一点点代价也无妨，不是吗？"称了体重，霎时降了两公斤，当时可真是乐了，只是好景不常，没两天又恢复了体重，月饼脸更大了。

记忆最深且最值得一提的，就属那一次了。接着自己似乎一直都保养得不错，没什么大病可言。也许就是因为没有"切肤之痛"，导致我一直无法顺利地静下心来执笔写书。

历经切身之痛　彻底体会发烧之苦

直到最近真的下定决心要完成此次任务时，才又经历了直至目前为止最惨痛的一次发烧事件。想必这就是最好的写作理由，因为这一次的亲身经验，可算是这半个世纪以来，最痛苦的一次经历，因为我除了生产时，曾有暂时把医院当家住的经历之外，就属这次住院四天最久了。最近这一次因为发烧不退，而住进医院治疗四天的惊悚经历，说来可真是不可思议。一直以为自己身体硬朗，除了偶有偏头痛发作外，只要每天睡到自然醒后，再多赖一会儿床，与暖暖的被子温存片刻后，再思考一整天的行程。如此不用喝"精力汤"就能精力十足，身体有如铁打般健壮。

这两年也是因为坚信这样的理念，一人当作四人用的台北台中两处奔忙。没想到岁月不饶人，曾几何时我已经将精力一点一滴地消耗，抵抗力也因此无法抵得过一直被我嗤之以鼻的小小风寒。

某日忽然感觉一阵寒风吹进背脊，全身打了个寒战，接着连打了几十个喷嚏，下意识地觉得该添加衣服了，便拿起一件如同棉被厚的外套裹住身子，不一会儿，骨子里还是觉得冷冰冰的，索性又拿起厚棉被盖住全身。

接着又煮了一锅热汤喝下肚，不知过了多久还是觉得不舒服，此刻脑中忽然浮现出大学时中医课程《伤寒论》中的"项背强几几"，意味着"风寒入侵"了，心中不禁一惊。

就这样一折腾，半夜里翻来覆去地就是睡不安稳，感觉全身冷冷的，怎么盖身子就是暖和不起来，脸部热呼呼的。顺手拿了放在床边已久、未归位的耳温枪体温计往耳朵一放，显示体温比平时升高了1℃，瞬间连吞一下口水的喉咙也跟着痛了起来。又一阵寒战时，喷嚏再次猛打，连鼻涕也流个不停。如此一天一天地过，症状一天一天不见好转，体温节节升高，睡也睡不好。

每天除了喝水，按时服药外，就只能躺在床上养病，动弹不得。一转眼竟然过了四天的光景，就在第四天清晨，喉咙更痛，两个鼻孔也全塞住了，口水几乎咽不下去。此外，因为两个鼻孔完全塞住的关系，只能张着口呼吸换气，但因为咽喉极痛，也不敢随意吞口水，只好任它往外流。

更糟的是，连两个耳朵也隆隆地响，平时听不见自己吞咽与换气的声音，这时完全听得清清楚楚，一点也不担心会漏失，而且自己的说话声不用出力就如雷声大。但与人沟通说话时，却像是喃喃自语，别人根本听不见，也不知道我在说什么，所以频频要我一直重复。

我尝到五孔闭塞的苦头，想起孩童常常因为耳咽管短小而导致中耳炎。鼻黏膜肿胀加上鼻涕阻塞引起的呼吸困难等症状，在我小时候发生过，却没留下痛苦的记忆，在这一次，我一并体会。啊！这可能就是老天爷给我的任务吧！要我做一个彻底的小儿科医师。

高烧不退　以医院为家

我熬到自己知道再不进医院好好地休养就糟了，如此违背天意，可是会出大事的。因此，赶紧前往老公就职的医院，请个医科的主任高抬贵手。结果当然是被数落了一番，问我为什么不照顾自己的身体，拖了病情呢？我只有苦笑！因为发烧，加上食欲不振，虽然不停地补充水分，却仍因为抵抗力不够、肠道吸收不好而导致脱水，只得靠打点滴补充水分。

这样靠点滴给药，两天后病情稍有起色，高烧也控制住了，庆幸自己恢复得很快，正准备回家之际，发现打点滴的静脉发炎疼痛不已，只好停下点滴以口服替代，没想到几个时辰过后，又烧起来，真是高兴得太早，无奈只能找另一条静脉安上点滴，又多观察了两天，确定体温不再升高、口服药可以顺利下肚，主任才放心让我回家休养。

自己医自己太急了，也太高估了自己，完全印证"医师往往不是好病人"的医界通认观念。

住院期间，为了让自己可以充分地休息养病，所以也没让其他亲朋好友知道，谢绝访客，只有小儿子下课前来陪伴。当时小儿子也戏谑地说："不曾见过妈妈躺在病床上。"

因为宝宝的父亲就在医院工作，所以除了看诊、查房以外的时间，都在病房内陪我度过。在又硬又窄的陪病床上睡了四天，相信没睡出病来老骨头也散了一大半。出了院，回到自己的窝，还来不及躺上床盖被子，就已然听到从客厅传来宝宝的父亲阵阵的打鼾声，这可真是累坏了他——陪病人啊！

住院是多么令人痛苦的事，一人病痛，全家老小都受连累，尤其是陪病的亲人绝对是首当其冲、最辛苦。所以，决定记下这一次的经历。因为，记忆犹新写来一定真实，真情流露也必定能让读者深深感动。

可惜回过神来，才发现自身的发烧，事实上是大人的感受，本书主要还是以小孩发烧为主，大人与小孩虽然都是"发烧"，却是代表着非常不同的意义，这个意义我将会逐一在书中说明，请读者耐心地阅读。

老大不寻常高烧　急坏医师父母

因为是写关于小孩发烧的专业课题，所以先来谈谈我的妈妈经，顺便唠叨一下拉扯两个小孩的辛苦，再来——诉说有关婴幼儿发烧的议题。

大儿子一出生就体弱多病，所以只要一发烧，我们夫妻俩就紧张得不得了。只是大儿子是一个生病时不会很容易发烧的宝宝。大约在他两岁多，有一次很不寻常的发烧，足足折腾一个星期之久，也吓坏了我及宝宝的父亲。

当时，正逢我在血液肿瘤科受训，看到太多的白血病（即血癌）患者，刚发病时症状都是由发烧开始，这样的发烧案例，虽然经过第一线医师初步的治疗，可是却仍反复出现而且持续一至两个星期，待转诊到规模较大的医院检查时，才被诊断是白血病合并感染。

这是民国七十五年左右的事，当时还没有全民健保，也不像现在的检查大部分都是机械化，而且仪器轻巧方便，只需要一滴血，仪器就自动进行检测，不一会儿的工夫，报告就呈现在眼前。目前需要手工检查的项目已是屈指可数，所以在当时，诊所的医师碰到较有疑虑的病例，都会转至医疗院所做进一步诊治，也因此一般第一线医师不亲自做检验的工作，必要时皆由专业的医检师来执行。

当时正巧在大儿子的鼻子上发现有一块瘀青，吓得我全身直发抖，眼泪鼻涕也忍不住像雨一样地往下落。也许是因为知道得越多就越会胡思乱想，心里也就越慌张，觉得不赶紧做检查是一件要不得的事，因此立刻抱着宝宝的父亲，啊！错了，是抱起宝宝与宝宝的父亲飞快地往医院跑去，真是"呷紧弄破碗"。

护士抽完血，我自己便拿着装好血液的试管往检验室的方向冲去，等不及屁股坐上椅子，脸就往显微镜一贴，两眼紧盯着镜下的血球，仍然颤抖的双手不停地转着焦距调整视野，绝不能放过任何一颗白血球，一定要看到确认过每一颗白血球为止。

不知过了多久，一再地反复确定视野内的每一个白血球都被我检验确认无误，而且血片中的白血球都不是不成熟的细胞后，才放心地拖着疲惫虚脱的身子回家。两天后，儿子的烧退了，整个过程虽然是虚惊一场，我却还心有余悸，至今仍记忆犹新。

此后大儿子发烧的事件并不多，加上年龄渐渐地增长，身体的抵抗力也相对增强许多。若是发现他精神稍差、体温微微升高时，只要适当简单地处理，往往不过一天的光景自然就能控制下来，因此也就似乎忘记了发烧的可怕。

频接触感染　老二高烧不断

事隔多年后，小儿子才一岁多，却无奈地将他送去幼儿园小小幼儿班。他呢，一眼看上去先看到那两颗炯炯有神的眼睛，爷爷第一次看到他，就以"牛眼"来形容，身体圆滚滚、壮得像一头牛似的，可惜那只是虚有其表，骨子里却是多病的宝宝。也许因为排行老二，经常与老大接触感染的原因，每隔两三周就发烧一次。整年下来，数一数只有几天没有服药的记录。

这种情形，不论是在中国台湾地区或是在美国医学的调查统计，以及通过我自己在门诊中的观察，的确都是如此，尤其是家中的老大上幼儿园后，更是司空见惯的事，所以也只好认了。

唯一能补偿的，就是在营养摄取上多用心，再辅以睡眠上多加注意来增加抵抗力，并且尽量督促全家人养成良好的卫生习惯，以降低感染的几率。

比起哥哥，小儿子的发烧，是有过之而无不及。他很容易感染克沙奇病毒A型，这是一种几乎没有并发症的肠病毒所引发的急性咽喉炎。每次体温一升高就会超过40℃，而且持续五天以上，加上嘴巴破，不能吃不能喝，整个病程下来，人也瘦了一圈，原本的内双眼皮，就更明显了，真是让人心疼不已。不仅如此，年年都会来那么一至两次，非得让我们忙得昏天暗地不可。

除了感染克沙奇病毒A型的肠病毒会让小儿子年年发烧外，其他的病毒也会，但体温都只是些微地上升而已，通常介于37℃到38.3℃之间。但是小儿子的病情如果没有在发病的前三天控制下来，必定会一发不可收拾，而且小儿子对某一类的抗生素有过敏现象，导致在用药上面选择受限，照护起来更加焦心。

所以每当小儿子发烧超过二十四小时不见好转时，我那非常灵敏的交感神经，就自动兴奋起来快速地分泌交感激素，无形中情绪变得焦虑不安，做起事来也急躁难顺，整个人神经线紧绷，肌肉僵硬得犹如石头一般，碰也碰不得。直到小儿子病情控制后，才由迟钝的副交感神经平衡。事后整个人往往手脚都不听使唤，更不用说用两腿走动正常生活了，只能在床上躺几天才能恢复正常作息。

宝宝发烧　医师妈妈也抓狂

　　我家宝宝的发烧就是这么一回事，虽然不是什么大不了的事，可是每一次生病，就会让人如坐针毡，甚至会令人丧失理性与心智，想一些不合情理的事，做出不该做的事。

　　直到宝宝的身体完全康复以后，我自己才会恢复理性，对自己不理性的行为举止，猛力摇头也频频发笑，期许自己能做个称职的妈妈，但是，至今我还是没法儿满意呢！

陈　水绮

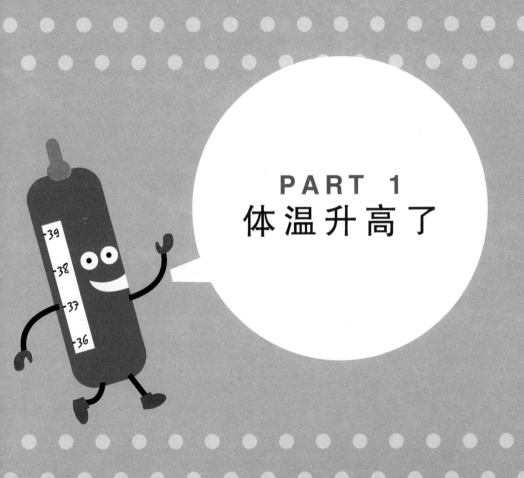

PART 1
体温升高了

虽然看诊是我的例行工作，不过看病也不是一成不变的，几乎每次都会接触到不同的人、不一样的问题，需要处理与回答。门诊中有趣的事情也不少，其中我最喜欢回答一些小朋友的奇想与灵活问题，有时这些天真的问题往往也会让我处于束手无策、难以招架的窘境中。如果门诊太忙，就会失去这样的乐趣。

通常下午出门诊，都还算轻松，我可以有空闲的时间处理其他的工作，也可以认真、仔细地回答每一位来看诊病人的问题，不会因为候诊病人在诊室外面的等候而有所影响。

记得有一回，一个小男孩，问的问题让我既兴奋、又尴尬，因此记忆特别深刻，令我一生难忘，这个问题也促使我深刻地反省，以后应该用什么方式表达才能够更合乎小朋友的需求。

那一次的情形是这样的：

"医生阿姨，我发烧了，请问什么是发烧？"

平时小孩的问题都是这样问："医生阿姨，为什么我会发烧？"而我很直接地就回答："因为你生病了！"

经小男孩这么一问"请问什么是发烧"时，我突然停顿下来，一时之间想不出用什么适当的用语，所以就直接回答："体温升高了，就是发烧。"

"为什么会体温升高呢？"他接着又问。

"因为生病了。"我很高兴地回答。

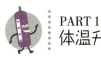

"为什么生病就会发烧?"接着小男孩又问。

"因为病毒跑进你的身体里了!"我也很高兴地回答。

"为什么病毒会跑进我的身体里呢?"小男孩一脸不知所云地问。

"……"我脑中出现三条线,觉得一时之间要把这个问题回答清楚,真有点难……

"因为抵抗力不好时,病毒就会偷偷跑进去喽!"我有点难过地回答,心想这似乎不是一个很好的答案。

"那要怎样才会好呢?"小男孩接着又问,疑惑的表情不见了。

"回家乖乖地吃药药、多喝水水、多休息,不要跑来跑去,快快睡饱饱,很快地就会恢复健康哟!"我的声音又高昂了起来,觉得这样的回答算是比较OK喽!

小男孩的妈妈看着小男孩没完没了地一直发问,露出些许不耐烦的表情,便拉着小男生的手,说:"好了!跟医生阿姨说再见,去拿药,回家了!"

"回家要乖乖地休息哦!"我看着小男孩,挥着手。

小男孩离开后,那一连串的问题,仍然不断地浮现在我的脑海中,我静下心来仔细思考了一下,发现我的回答内容乍听之下都很得体,但似乎都不精确。所以我把它写下来作一个彻底的检讨,以便再出现这类问题时,能够回答得既从容又正确。

发烧是致热源引起的体温上升

　　"发烧是身体的体温上升。"这句话没错，但是反过来说："身体体温升高，不一定就是发烧。"因为发烧的定义，必须是由"疾病"引起的体温升高，而且这些疾病会产生一种"化学物质"，导致脑部中的体温调节中枢的温度设定点被提升到一个比原来更高的温度。这种化学物质称为"致热源"（感染源），基本上有两个来源：一个是外来性的，如细菌、病毒、霉菌等；另一个则是身体内部的异常组织细胞释放出的，如癌症肿瘤细胞，或是组织、细胞受伤坏死，或免疫系统过度反应等。由上述致热源所导致的体温上升才能称为"发烧"，其他很多因素也会引起体温上升，但在医学上都不能说是发烧。

　　身体引起发烧的反应过程，简单说就是：当我们体内接受到外来性的或内生性的致热源时，会刺激分布在全身各处的单核球细胞（包括：上皮细胞、内皮细胞、纤维芽细胞等），这些细胞具有吞噬的功能，好比外敌入侵国土，国家的陆、海、空三军都必须分别派出军队作战一样。

　　我们身体内的这些相关的第一线血球含有原始草履虫单

发烧时体温上升可强化免疫细胞的功能，杀死病毒及细菌。

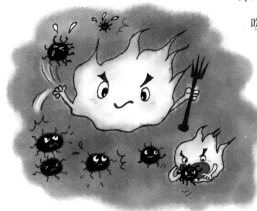

细胞，可以移动并且将外来物吞噬。而在进行吞噬运动的同时，也会分泌一些内生性的致热因子，如介白质、肿瘤坏死因子与干扰素等。

上述内生性的致热因子经由我们脑血屏障开口的地方，即位于大脑第三脑室最前面的地方。因为其微血管内含许多神经细胞，可以接受血中各种物质的讯息，使这些物质通过脑血屏障进入脑内，而这些神经细胞也因此被刺激并释放前列腺素E2，并作用在下视丘的前视区和前部，将原先体温的设定点往上调。

因此，我们的身体也必须因为新设的设定点而有所改变，以血管收缩、肌肉颤抖等生理机制来增加热量，而另一种减少散热的机制也同时进行，使体温上升达到新设定点的体温。

因此，我们的身子就发烧了！发烧的过程有阶段性，大致可分为三个阶段："发冷期"、"发热期"与"退烧期"，其症状与处理方式都不同。

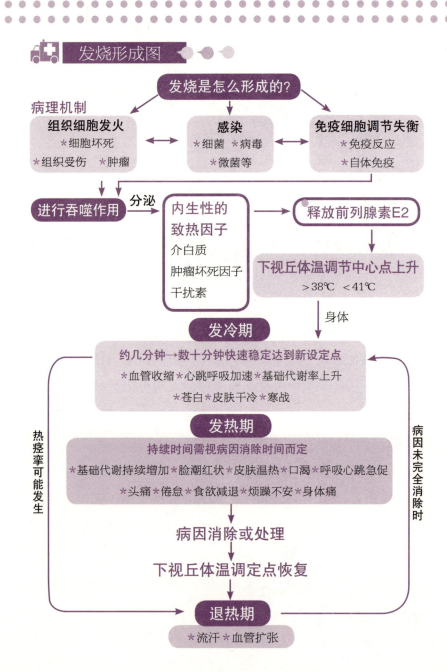

发烧形成图

发烧是怎么形成的?

病理机制

组织细胞发火	感染	免疫细胞调节失衡
*细胞坏死	*细菌 *病毒	*免疫反应
*组织受伤 *肿瘤	*微菌等	*自体免疫

进行吞噬作用 → **分泌** → 内生性的致热因子
介白质
肿瘤坏死因子
干扰素

→ 释放前列腺素E2

→ 下视丘体温调节中心点上升
>38℃ <41℃

身体

发冷期

约几分钟→数十分钟快速稳定达到新设定点
*血管收缩 *心跳呼吸加速 *基础代谢率上升
*苍白 *皮肤干冷 *寒战

发热期

持续时间需视病因消除时间而定
*基础代谢持续增加 *脸潮红状 *皮肤温热 *口渴 *呼吸心跳急促
*头痛 *倦怠 *食欲减退 *烦躁不安 *身体痛

病因消除或处理

下视丘体温调定点恢复

热痉挛可能发生

病因未完全消除时

退热期

*流汗 *血管扩张

6

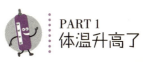

PART
1
体温升高了

PART
2
常见发烧照顾疑惑

PART
3
发烧宝宝的居家照护

PART
4
引发宝宝发烧的常见疾病

发烧的好处多于坏处

发烧在传统的观念里都被认为是不好的情形，其实并不然。因为发烧是一种"全身性"的反应，是免疫系统对疾病产生出来的一种反应。对人体来说，有好处，但相对也会带来身体不舒服。不过整体而言发烧的好处多于坏处。

发烧的好处　启动自身警戒系统

①**身体出现问题了**　发烧是一种征兆，是一个警号，告诉我们身体有问题了，需要注意观察或应当适度处理治疗了。

②**帮助毒杀病菌**　体温上升可以加强免疫细胞的功能，如靠近致热源的趋化作用与吞噬作用，增加毒杀功能可杀死病毒及细菌。

③**增强免疫功能**　发烧也会改变肝脏合成蛋白质，增加急性反应蛋白质合成，这样可以增进免疫系统辨别外来物的能力，而且可以加强白血球、淋巴球、单核球的功能。

④**抑制病菌繁殖**　许多致病的微生物只有在正常温度下才能生存，当体温升高时，可抑制这些有害病毒及细菌的生长与繁殖。

⑤**运送废物、修补组织**　发烧会加速心跳、使呼吸急

促、血压上升、增加新陈代谢率，这样促进血液循环可以快速地将体内的白血球、淋巴球、抗体及营养物等物质运送到发炎组织的地方，以对抗致病物体，并且运走废物以及迅速修补组织，使身体早日恢复健康。

✚ 发烧的坏处　导致身体不适

①**影响宝宝正常作息**　发烧时，会出现让人不舒服及痛苦的症状，如：头痛、四肢酸痛、昏睡、食欲不振、呕吐、畏寒、疲倦等，有时会使婴幼儿出现抽筋的症状。不过，这些症状带来的不舒服只会影响宝宝的正常作息，并不会危及宝宝的生命。

②**严防脱水引发酮酸中毒**　严重的持续发烧会导致身体因脱水、食欲不振、厌食、热量不足而增加身体的负担，引发酮体（体内储存的脂肪燃烧代谢后的产物）产生酮酸中毒的机会，使心智敏锐度降低，进而可能发生精神失常、神志错乱、胡言乱语，甚至会产生昏迷的现象，如果没有适时地处理，情况严重则有可能会危及生命。

③**妨碍孩童成长发育**　发烧促使体内代谢活动增加、身体负荷变大，所以消耗许多体力，加上胃口不好、营养摄取不足，容易导致快速的消瘦，影响孩童正常的成长发育。

PART
1
体温升高了

PART
2
常见发烧照顾疑惑

PART
3
发烧宝宝的居家照护

PART
4
引发宝宝发烧的常见疾病

体温调节就是这么一回事

 人体借由体温调节中枢维持恒温

我们都知道"人类是恒温动物"。所以常常会将这样的知识当作是应该有的常识，认为一定是每个人都会知道的。可是当我自己问自己如何回答这个问题时，却发现要正确地回答是一件不容易的事。所以我再次地翻开字典确认，并且将它详加记录以便将来小朋友再问起时，可以很快且精确地回答。在此也顺便说明一下，下回若是读者的小孩们问到此类问题时，你就可以不费吹灰之力地解决宝宝们的疑惑。

"恒温动物"的定义，简单说就是依靠身体"代谢作用"所产生的热能来维持体温的动物，例如：哺乳类、鸟类等。换句话说，就是通过新陈代谢的生理作用来调节体温的动物，称为"恒温动物"；相对用移动身体、利用行动来获得较多

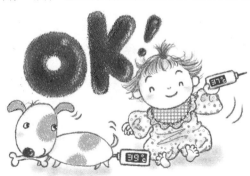

不是所有恒温动物的体温都是37℃，狗狗就高于人体2℃。

9

阳光或较高的环境温度如气温或水温，来提升自己体温的动物，称为"变温动物"。所以，恒温动物就是不论外界的温度是冷是热，脑里的"体温调节中枢"都会产生一些反应来维持正常的体温范围的动物。

狗狗体温略高于人体2℃

恒温动物的体温也因种类不同而有差异。就像狗狗的体温就远比人类的体温高。我在还没养狗之前压根儿就没想过这个问题，只觉得寒冬里紧抱着狗儿，抚摸着它的毛，真是人生一大幸福，且幸福指数与窝在棉被里的温暖舒适感相同。有一回，因为我们家"黑妞"懒洋洋地不吃不喝，我猜想它可能是生病了，虽然我是执业的小儿科专业医师，加以有人说，狗狗的智力大概等同于三四岁孩童的智力，所以照顾狗就像照顾小孩一样，养狗就当养小孩就对了。

话虽如此，对于没把握的事情，我从不敢贸然行事，所以还是赶紧抱去给兽医师诊疗。兽医师看了看、摸了摸，没有多说什么，不一会儿拿出了一支温度计，脸朝"黑妞"的背后，左臂腋下跨过"黑妞"并用力地压住它的身体，将两条后腿一抓，迅速地把体温计插进它的肛门内。瞬间听到"黑妞"大声地"汪"了一声，两腿一缩，但是整个身子被压住动弹不得，只见它惊吓的表情定住不动。

接着兽医师取出温度计，瞧了一下说："39℃，嗯，正常！"我当场愣了一下，接着用非常疑惑又害羞的声音小声地问：

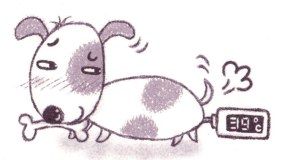

39℃是狗的正常温度，比人体略高。

"正常啊！没有发烧吗？"兽医师一听就知道我是养狗的新手，所以立刻严肃认真地告诉我："狗的体温比人高，正常是39℃，约比人高2℃。"这时我才知道原来动物的体温跟人是不同的，不是所有的恒温动物都是37℃。那么猫、老鼠的正常体温是多少呢？我就全然不知道了。

"下视丘"——人体的自动恒温器

"恒温动物"由特定的生理机制来维持体温的恒定。首先就是利用食物获得所需的养分，经过新陈代谢作用产生热量来维持体温，使体温保持在一定的范围内。体温的变动只是在小范围内变化，不会因为环境的变化而使体温大幅度地变动。

哺乳类动物的体温调节中心是在脑内底部的"下视丘"，其内有恒温器的构造，也就是所谓的"体温调节中

11

枢"。当身体体温高于恒温器所设定的温度时，就会引起组织以及器官等一连串的生理反应，例如：通过血管舒张、呼吸加速与流汗等方式来散热以达到降低体温的作用。遇到相反的情况时，身体的生理机制就会以血管收缩、身体颤抖、毛孔紧闭起鸡皮疙瘩等方式，来产生热量并且保存热量来升高体温。

20世纪初，研究"下视丘"和"脑下垂体"功能的美国医生库欣（Harvey Cushing, 1869–1939），对下视丘的描述是这样的：这是一个十分隐密的地方，几乎用拇指的指甲就可以把它盖住，这么小的地方却暗藏着生长、情绪、繁殖等基本生存的主要动力。由此可见，"下视丘"是在脑中非常小却很重要的区域，除了控制与设定温度之外，它也有控制分泌的作用。这些分泌可以指挥许多主要的新陈代谢运作，调节身体里面的水分、糖分、脂肪等含量，同时主宰身体各种活动激素的释放。

约在100多年前就有人发现：破坏狗的部分下视丘会引起狗体温升高。20世纪中，神经生理学家也以实验证明：下视丘的前部为"散热中枢"，后外侧部为"产热中枢"。此后，医学研究发现在中枢神经系统中，大都是由于神经元的传导运作而发挥脑的功能。下视丘中含有对冷热温度敏感的神经元，尤其下视丘的视前区和前部，是对温热刺激最敏感的热敏感神经元的地方。

PART 1
体温升高了

PART
1
体温升高了

PART
2
常见发烧照顾疑惑

PART
3
发烧宝宝的居家照护

PART
4
引发宝宝发烧的常见疾病

　　我家的"黑妞"，属于长毛的中小型狗。每到夏天，总是张嘴伸舌哈个不停，有时甚至天气热的时候，发现水珠在狗舌头上不停地往下滴，这是因为狗的汗腺在舌头上，狗的身上没汗腺。因此，当狗狗生病发烧时，千万不可以如同人类那样用退烧药降温，这样会引起狗肾衰竭死亡。人类，也跟狗狗一样，依靠身体的新陈代谢来产生热能。人的汗腺分布于皮肤的表皮层内的毛细孔中，当天气太热，也会通过排汗来降低体温。因为人的皮毛几乎已经退化至无毛的状态，无法发挥保温的作用，所以需要借助衣物来保持身体的温暖。要是人至今都还长满了毛发，不穿衣服，这样的景象真是……不敢想象！

3大机制维持体温稳定

　　体温调节是一个非常复杂的过程，需要经过一连串的生理机能反应调整后才能完成。简而言之，首先四肢与躯干内脏感觉到温度变化，末梢神经将这样的变化传送到中枢神经的体温调节中心，经过体温中枢的整合发号施令后，最后再经过各种运作方法达到体温调节的目的。

　　医学上，生理的解说是这样的：当分布在身体的温度感受器，如位于皮肤、黏膜和内脏等的感受器感受到温度变化时，就会将温度变化的信息沿四肢与躯体的末梢神经传入神经脊髓到达下视丘的体温调节中枢。

另外，环境温度的改变也可以通过血液引起深部温度改变，并直接作用于下视丘前部，然而在脊髓和下视丘以外的中枢温度感受器也会将温度信息传给下视丘前部，这四面八方的温度感受器，接收到温度变化时，都会直接或间接地传送到下视丘前部的体温中枢。通过下视丘前部和其他部位的整合作用，再经过三个方式来进行体温的调节。

这三个方式代表着三条途径：

①经由自主神经（即交感神经系统）调节皮肤血管收缩或舒张与血流量的反应，以及汗腺分泌等作用，如起鸡皮疙瘩等。

②通过运动神经调节骨骼肌的活动，如打寒战等。

③经由内分泌系统（即甲状腺和肾上腺素的分泌）调节身体的代谢率。

实际运作时，这三个机制会同时进行。身体经过这样复杂调节的过程，对环境温度改变时能随时保持体温的稳定性。

人体核心温度设定值为37℃

"体温中枢的调定点"学说，是目前解释下视丘的体温调节中枢的机制中最被认同及接受的，同时也是引起发烧的原理。这一学说主要是认为：体温调节是类似恒温器的调节机制。体内有一个确定地方主宰着体温的恒定，这个地方通常位于脑内的视前区（下视丘前部），把身体的核心温度设定在一个数值点上。人类的设定数值通常就是37℃，如果体温偏离这个数值时，就会引发产热或散热的机制，来维持体温的恒定。

然而发烧的机制，学说认为是因为疾病所导致的发烧，是热敏感神经元的阈值受到致热源的影响而升高，使得调定点往上移（如移至38℃）的结果。因此，发烧刚开始先出现畏寒身躯发抖的症状，这是因为可以产生产热反应，直到体温升高到38℃以上时才出现全身热呼呼、脸红通通的症状，此时身体也会通过流汗等症状来散热，将身体的温度维持在新设的温度上。

所以，虽然感觉到身体在出汗，但体温仍然是高于平时的温度。只要体内致热源没有消除，"产热"与"散热"两个过程，就继续维持在新设定的体温水平上。综合而言，发烧时体温调节功能是正常的运作，只是因为调定点往上移，体温才被调节到发烧的温度。

体温上升有极限

大家所担心的事，大都是大同小异的，我们也会担心既然调定点会往上调，那么会无限制地调上去吗？人体体温到几摄氏度时对身体会有害？医学研究对此也有些结果显示，发烧时体温升高的程度通常具有"自限"的特性。学者指出，人体体温必须高到41.6℃时，细胞损坏才会发生，不过人体有自我保护机制，如体内自动释出解热剂，使体温不会超过细胞损坏的临界点41℃至42℃。所以发烧是有生理极限的，不会一直往上升，在发烧时会自我调节，当体温升高到达设定点的温度时，就会停止不再往上升。

发烧与其他因素导致的体温过高是不同的，如中暑或热衰竭与下视丘调节功能无关，是因为产热或散热失调所致，这样的体温上升可以到41℃甚至42℃，如果没有尽快地处置，如用冷却法来降低体温，则有生命危险甚至致死的可能发生。

散热远比产热重要

体温升高时的散热与体温降低时的产热，对身体的恒定而言，都是非常重要的。不过，两者相比较，散热就远比产热来得重要且复杂。体温低下时，身体通过肌肉收缩打寒战、添加保暖衣物、饮食与活动来增加身体代谢率。

然而，生理的机制使得身体要保持一定的温度不仅要靠身体的产热还必须依靠散热，因此，必须也必要地建立散热机制才不至于"只进不出"。

皮肤是人类将热散发出去的主要通道。身体所产生的热

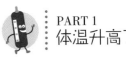

85％是经过皮肤发散出去，其余的则通过呼吸系统和排泄系统来执行。当环境温度低于体温时，身体的大部分热量需经由皮肤的下列四种方式来散发出去：

①辐射散热；

②传导散热；

③对流散热；

④蒸发散热。

皮肤和环境之间的温度差是决定皮肤以辐射、传导或对流的方式来散失身体热量的重要因素。温度差越大，散热量越多；温度差越小，散热量越少。

✚ 辐射散热　人体主要散热方式

辐射散热是身体通过辐射的形式将热量传给外界较冷的物质。在身体安静状态下，辐射散热方式是最主要的方式，约占全部散热量的60％。

✚ 传导散热　脂肪含量越高散热越少

传导散热是将身体的热量直接传给温度较低的一方。例如，以传导的方式将身体深部的热量传到表面的皮肤，再由表面的皮肤直接传给相接触的衣服等来达到降温的作用。我

PART
1
体温升高了

PART
2
常见发烧照顾疑惑

PART
3
发烧宝宝的居家照护

PART
4
引发宝宝发烧的常见疾病

们身体的脂肪导热度低，所以含皮下脂肪较多的人如肥胖者或女孩等，由身体深部向表层传导散热的量比身材消瘦者或是男孩少，这也是为什么女孩与肥胖者怕热的原因。如果皮肤涂抹含油脂类成分的保养品，也会减少散热的作用，因此冬天与夏天保养品的成分，必须讲求不同油脂比例的含量，才会发挥功效又不会有不舒服的感觉。另外，因为水的导热度较大，所以我们常会利用冰袋或冰水来降低温度。

✚ 对流散热　风速越大散热越多

对流散热是透过气体或液体来交换热量的一种方式。我们生活周围充满了一薄层与皮肤接触的薄空气，人体的热量传给这一层空气，由于空气不断流动，所以身体的热能可以借着空气的流动而发散到空气中。对流散热是传导散热的一种特殊形式。通过对流所散失的热量与风速影响有非常大的关系，风速越大、对流散热量也越多。

✚ 蒸发散热　过快且总储存量少的婴幼儿较易脱水

蒸发散热有"无感蒸发"与"有感蒸发"（即流汗）两种形式。当我们处在低温时，虽然没有感觉到流汗，但皮肤和呼吸道还是不断有水分分泌出来并且无形地被蒸发掉，这种水分蒸发就是"无感蒸发"。

室温30℃以下时，无感蒸发的水分一部分是由呼吸道蒸发，另一部分则是由皮肤的组织间隙直接渗出而蒸发出去。婴幼儿的无感蒸发的速率比成人快且总储存量少了许多，因此，在缺水时婴幼儿比较容易造成严重脱水。

发汗是汗腺分泌汗水的生理作用，流汗时我们可以意识到有明显的汗水涔涔流，所以，以流汗来蒸发的散热又称为"有感蒸发"。身体状态与环境温度的条件，是引发流汗的重要因素。当我们在工作或运动时，虽然气温只有20℃以下，仍是可以引起流汗。

一般而言，气温达25℃时是身体最舒适的温度，是不会流汗的，不过当空气湿度高，衣服又穿得稍微多一点时也可能引发流汗。环境温度达30℃时，在安静状态下也会引起发汗，更不用说是稍微地活动了。

发汗受环境温度、湿度、风速与身体状态的影响很大，环境温度越高、发汗速度越快。但湿度越高，汗水越不容易

🚑 环境温度决定人体散热方式

环境温度在21℃时，身体热能约有70%是靠辐射、传导和对流的方式发散出去，其余的30%则由蒸发来散热。当环境温度升高时，皮肤和环境之间的温度差变小，辐射、传导和对流的散热量减小，相对，蒸发散热的作用则增强。当环境温度等于或高于皮肤温度时，辐射、传导和对流的散热方式就不起作用了，此时蒸发就成为身体唯一的散热方式。

被蒸发，身体的热也因此不容易蒸发散失。风速大时，汗水容易蒸发；劳动越大、产热量越多，发汗量也越多。

另外，当汗水蒸发，散热达到一定程度时，发汗速度就会开始减缓，如果长时间暴露在高温环境下，发汗速度也会因为汗腺的疲劳而减缓。这时可能是"中暑"的前兆，千万要注意，别待在原地，该是换个环境休息的时候了。

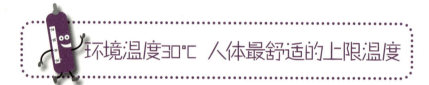

环境温度30℃ 人体最舒适的上限温度

环境温度30℃是人体感到凉热适中的上限温度，身体有轻松舒适的感觉但会些微的发汗，这也是我们生活中最适当的温度。

当环境温度达35℃时不利婴幼儿

如果人处在气温33℃的环境中连续两三个小时，流汗感会增加以散发蓄积的体温；当处在35℃时，人的皮肤会开始出汗频频、心跳也会加快、血液循环加速。这时对于散热较不良的婴幼儿与年老体弱者，就必须注意身体状况，必要时需要局部降温，以避免出现不良症状。

当气温上升至38℃时，我们身体很多个脏器就开始参与

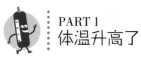
环境温度与人体的关系

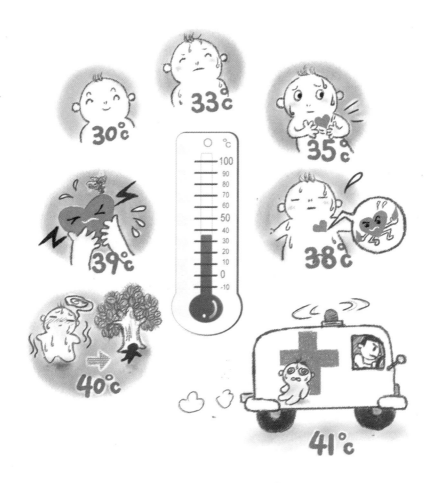

环境温度决定人体的舒适度：当气温达35℃时，对婴幼儿十分不利；而达到41℃高温时，则严重危及人的生命，需紧急送医处理。

PART
1
体温升高了

PART
2
常见发烧照顾疑惑

PART
3
发烧宝宝的居家照护

PART
4
引发宝宝发烧的常见疾病

降温的机制。这时，身体透过汗腺排汗的作用已经难以维持恒定的体温，所以肺部也会开始急促换气来排出热量，心跳速度也会加快，这时候连心脏的输出血液量也会比平时多出六成流向身体表层，来参与散热。

当气温上升至39℃时我们的汗腺会濒临衰竭。尽管汗腺疲于奔命地工作，但可能会无能为力，很容易出现心脏病猝发的危险。当气温达到40℃时，会影响生命中枢，以致出现头晕眼花、站立不稳等现象。这时，应当立即转至阴凉地方或借助较好的降温措施进行降温。

环境温度（气温）对身体的影响	
环境温度	**身体反应**
30℃	身体有轻松舒适的感觉但会些微的发汗。
33℃	流汗感增加来散发蓄积的体温。
35℃	皮肤出汗频频，心跳也会加快，血液循环加速。对于散热不良者，如婴幼儿与年老体弱者，需要注意身体状况。
38℃	身体透过汗腺排汗的作用已经难以维持恒定的体温，所以身体好多个脏器开始参与降温的机制，此时心脏的输出血液量比平时多出六成，流向身体表层，来参与散热。
39℃	汗腺濒临衰竭。尽管汗腺疲于奔命地工作，但可能会无能为力，很容易出现心脏病猝发的危险。
40℃	会影响生命中枢，以致出现头晕眼花、站立不稳等现象。这时，应当立即转至阴凉地方或借助较好的降温措施进行降温。
41℃	已经到了严重危及生命的高温，如果不积极地处理可能会危及生命。

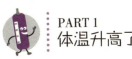

若气温高至41℃，则已经到了严重危及生命的高温。此时，排汗、呼吸、血液循环等一切能参与降温的器官，已经处于强弩之末的状态。如果不积极地处理可能会危及生命。

新生儿更需留意保暖及温度变化

环境温度与人的体温是相对应的，人对环境有其适应度，所以每个地方的人对寒冷的感觉不太一样，以台湾地区而言，20℃以下就需注意保暖，10℃以下则算寒冷。

一般在寒冷的环境下，身体的中心温度如果降到正常的下限36℃以下时，身体的肌肉会开始以发抖的方式来增加身体产热量，这时协调能力开始出现些微的失调，接着语言与思维能力受到影响。当体温下降至32℃以下时，寒战减弱，并有行动不稳、语无伦次的现象出现。当体温降至30℃以下时，体温调节失调，肌肉开始僵硬，呈半昏迷状态，此时不积极处理会危及生命。

需要注意的是，婴幼儿的体温调节更差，若处于较寒冷的环境时，如果没有做好保暖的措施，体温可能一下子就会降至35.5℃以下，所以对于刚出生的新生儿，更需小心谨慎地注意保暖，不论何时都需要多带件保暖用品，以便不时之需。

综合以上而言，环境温度对人体的影响很大。所以，在活动前应审慎地做好环境与自己身体状况的评估，尤其是要注意环境对婴幼儿的影响远大于成人，必须时时注意其保暖的状况与体温的变化，以减少身体伤害的情况发生。

正常体温介于37.2℃至37.7℃间

人体的"正常"体温以口温测量为主的数值是37℃，这是根据120多年以前德国医生温德利荷（Carl Wunderlich, 1815–1877）的观察得出的。其他学者的观察则认为：18到40岁健康的人，口腔温度的平均值约是36.8℃。因此，说穿了体温的正确值是一个范围，不是一个特定不变的值。

另外一个必须要提的重要概念是"中心体温"，意思是人体中心的温度，最准确的位置是在心脏大动脉出口处，这个地方的血液温度，就是中心体温，这个温度的测量只能由医生把电子温度传感器通过鼻胃管放入食道里才能监测得到，一般量体温是不需要用这种方式的。

人体的平均中心温度约在37.2℃至37.7℃的范围内。因为身体各部位的温度都不尽相同，所以会有体表体温与中心体温的差别，体表温度比核心低。通过直肠所量得的体温（即肛温）比较接近人体真正的中心体温，与由体表或口腔（即口温）所量得的温度不一样，肛温比口温约高0.5℃，约为37.5℃。

24

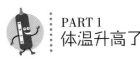

人体一天体温差有0.5℃至1℃

同一天当中体温也会有不同的变化，一般清晨三点左右较低，下午五六点钟时最高。一天之内可能有0.5℃至1℃之差的变化。通常早晨体温约36.4℃，下午体温约37.2℃。我们有生理时钟的机制在运作维持我们的生活作息，白天与黑夜不同，主控生理机制的内分泌恒定系统也不同。

其中血液恒定系统在白天是较活跃的，天黑以后，白天的活跃系统就会降低，取而代之的是另一个系统。这个系统会分泌退黑激素让我们休息睡觉，促甲状腺通过分泌激素来降低中心体温减少代谢活动以及生长激素的分泌等。这就是为什么体温在清晨会是最低，也是为什么夜里容易流汗的原因。

小孩体温稍高于老年人体温

小孩与老人的体温不同。通常小孩的体温高，平均约是37℃，老年人的体温较低平均约是36.4℃。

出生一个月内的新生儿，由于脑内下视丘体温调节中枢功能还没发育完整，所以无法很精确地维持生理新陈代谢以保持恒温的状态。在刚离开妈妈肚子里环境时，体温可能一度会升高至38℃，但随着外界温度的变化，体温也会随时作

PART
1
体温升高了

PART
2
常见发烧照顾疑惑

PART
3
发烧宝宝的居家照护

PART
4
引发宝宝发烧的常见疾病

25

调整反应。

出生后二至四日左右的新生儿，因为呼吸、排汗及大小便失去的水分较多，会出现暂时性的生理性脱水，而体温有时会突然升高至38℃以上，体重也会跟着下降。不过这种现象通常不需要特别地处理，只要多补充水分，体温升高的现象就会逐渐缓和，体重也会慢慢回升。

男人体温略高于女人体温

男人与女人的体温也不同，男人的体温比女人高，约高0.5℃。因为女人的体温会因月经周期的关系而改变，在月经来潮期和月经过后几天内体温较低，在排卵时则会稍稍的升高，所以很多妇女朋友会利用体温周期变化，在每天清晨时测量口温来确定排卵的日子，以达到想要怀孕或避孕的目的。

这些体温的变化因人而异，不过都是与身体的代谢率有绝对的关系。代谢率高的，产出的热量也较多，因此体温相对较高。

如何判断是否发烧

如何定义发烧的体温？当中心体温上升超过38℃就算

发烧了。也就是说当我们测量到"肛温"及"耳温"达38℃、"口温"37.5℃、"腋温"37℃以上时就可能是发烧了。很多原因都有可能导致体温升高，而且也可能一度高过我们所

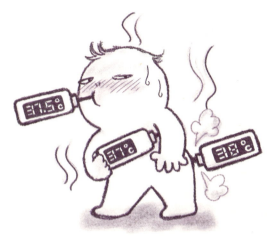

如果肛温及耳温达38℃，或腋温37℃、口温37.5℃，可能就是发烧了。

定义的发烧温度，如运动过后、穿过多的衣服、喝热茶、洗热水澡、婴儿喂乳后等情况，都可能会使体温暂时地高到发烧的体温，有时甚至会超过口温38℃以上。

所以当发现婴幼儿的体温超过正常体温时，可先排除上述非病理因素，先做些简单的处理，并待十五分钟至半小时以后再量一次体温。将前后测量的两次体温相对照，再加上个人基础体温与环境温度的变化与其他临床现象的判断，再来判断是否有发烧现象才是较为正确的态度。

量体温是判断是否发烧的主要方法

我自己在门诊中做了120份关于"发烧"的问卷调查，

PART
1
体温升高了

PART
2
常见发烧照顾疑惑

PART
3
发烧宝宝的居家照护

PART
4
引发宝宝发烧的常见疾病

其中在"您如何知道宝宝发烧了"的议题中，发现：量体温的方式占61%，用手摸占27%，凭直觉的占12%。由此可以推断，量体温是判断发烧的主要方法。

量体温的方法常见的有：

①耳膜：耳温；

②肛门：肛温；

③皮肤：腋温或额温；

④口腔：口温。

常见工具

常见量体温的工具也不同，有四种：

①现代家庭必备的耳温枪体温计；

②快速、便利的额温枪体温计；

③准确、携带方便的电子体温计；

④传统的玻璃制水银体温计。

长久以来，水银体温计一直是使用最普遍的一种量体温工具，直到近20年，许多新的仪器被发明出来，如电子体温计，红外线耳温枪及额温枪体温计等，使得体温的测量更快速、更方便，尤其是耳温枪体温计的测量更是进步神速，几乎是家家户户必备的物品。

4种常见体温计的种类

以下就体温计的种类和量体温的方法分别说明。先介绍体温计的种类与测量体温的原理，然后再介绍量体温的方法与部位。目前体温计大致可分为耳温枪体温计、额温枪体温计、电子体温计、传统的玻璃制水银体温计等四种。

耳（额）温枪体温计

耳温枪体温计及额温枪体温计是测量体温是否发烧的快速筛选工具，一般只需要几秒的时间就可以监测到体温的变化，所以称得上是"现今体温测量工具的首选"。不过，额温枪体温计的限制比耳温枪体温计更多，而且并不是很管用，所以家庭中的第一首选是耳温枪体温计，既方便又精确。耳温枪体温计与额温枪体温计都是以传感器来感测物体所放射出的热辐射，从而测得物体的温度。因为它的波长刚好落在红外光区域，因

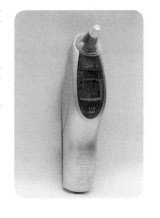

PART
1
体温升高了

PART
2
常见发烧照顾疑惑

PART
3
发烧宝宝的居家照护

PART
4
引发宝宝发烧的常见疾病

此也称为红外线或红外线热辐射耳、额温枪体温计。

耳温枪最大的优点是能够非常快速地测得体温。非常适合婴幼儿、急重病患者及老人等使用。它的缺点是要求与限制很多，耳温枪体温计主要是测量耳膜的温度，外耳道的结构通畅与否多少都会影响到测量的准确度。所以使用耳温枪体温计测量时最基本的要求就是要尽量对准耳膜的方向，才能测量到准确的温度。使用耳温枪体温计测量体温时应注意以下事项：

①基于卫生与保护侦测探头的理由，使用耳温枪体温计时必须戴上耳套。一来避免因不同人使用而造成感染，二来保护侦测探头不受污染物污染，延长耳温枪体温计的使用期限。耳套最好每次用完后就立即更换，并注意检查耳套是否有破洞。有时为了省钱不更换耳套而改用酒精擦拭的方法来替代也是可以接受的。但擦拭过后请不要立即测量，应待耳套完全干燥后再使用，以免造成体温偏低，影响测温值。

②由于不同的品牌耳套尺寸大小、形式及材质也不同，所以耳套是不可互换的，否则会影响测量值。

③要按照厂家的说明书，定期校正以免影响准确性。

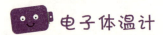 电子体温计

电子体温计测量端只有一种形态，一般可用于测量"肛

门"、"腋下"及"口腔"等
部位。随着科学技术的发展,
市场上已有许多类型的新式电
子体温计。电子体温计是利用
一些物质的物理参数,如电

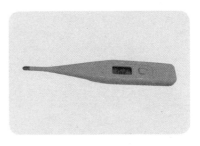

阻、电压、电流等与环境温度之间存在的确定关系,将体温
以数字的形式显示出来。读数清晰、携带方便,精确度也不
亚于传统的水银体温计。

不过,这种体温计一般是在肛门、腋下、口腔等处测
量,在实际应用上普遍感觉不方便以及不舒服。也因此被耳
温枪体温计取而代之。

玻璃制水银体温计

玻璃制水银体温计是一种测量体温相当稳定与准确的器
具,因为水银柱可以随体温升高而停留在原有的位置上,且
不会变动,除非用力甩,所以很方便读取数据。

由于玻璃的结构比较致
密、水银的性能非常稳定,所
以玻璃制水银体温计的精确度
与稳定性都很好,而且价格非
常便宜,仍是深受医疗单位的

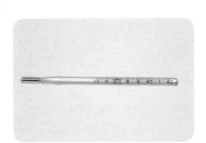

PART
1
体温升高了

PART
2
常见发烧照顾疑惑

PART
3
发烧宝宝的居家照护

PART
4
引发宝宝发烧的常见疾病

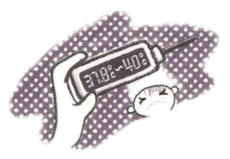

用体温计测量体温是判别是否发烧最好的方法。

信赖与喜爱。玻璃制水银体温计的缺点是测量时间较长，测量部位受限，因此不方便急重病患者使用。

由于测量部位的不同，水银体温计可分为三种形态：

①头钝钝地像球形的"肛温专门体温计"。

②长头型如木棒的"腋体体温计"。

③长头型但探测头端如火柴的"口腔体温计"。

✚ 走入历史的水银体温计

2005年年底，联合国环保署通过了《毒性化学物质使用用途限制》修正草案，体温计的生产商已不能用汞（水银）来制造。所以水银体温计已然成为历史，但水银血压计则仍准制造。

我家已失去对水银体温计的记忆不知多少年了，所以整理房子时，也几乎忘了它的存在。不过，曾有一次，全家前往日本度假时，小儿子突然出现头痛、恶心、吃不下食物的症状，用手摸他的额头时不觉得烫，但是脸红通通的，摸身体时却感

PART 1
体温升高了

PART
1
体温升高了

PART
2
常见发烧照顾疑惑

PART
3
发烧宝宝的居家照护

PART
4
引发宝宝发烧的常见疾病

觉到一股热气。直觉告诉我是发烧了但又不能确定，只好赶紧让宝宝的爸爸到附近的药店随便买支体温计来测量。

宝宝的爸爸心想马上就要回家了，家里体温计很多，因此买了一支价位最便宜的玻璃制水银体温计，我当时并没有多想。但自从知道玻璃制水银体温计停产后，心里就起了疙瘩，再不用心把它找出来就可惜了。

结果皇天不负苦心人，终于就在吉日吉时，找到了玻璃制水银体温计，上面还印有日本老牌"仁丹"的字样，我欢喜至今，哪天一定要用框架供起来，这样才是善待"古董"的方式。

水银体温计可能导致急性汞中毒

玻璃制水银体温计停产的原因是，目前电子体温计与耳温枪体温计已经非常普遍、方便，且玻璃制造的体温计容易破碎，如果使用时处理不慎，不仅会伤到宝宝，也可能导致急性汞中毒。

记得我小学时代，量体温只能用水银体温计，我曾经因为想要酷，学着当医师的爸爸看诊时那样用美妙帅气的姿态来回甩几下体温计，然后将它塞入小病人的腋下，随口说一句："夹紧不要动！"结果手没抓紧又不会用力，体温计就像飞镖一样飞了出去，接着可想而知——水银与玻璃碎片就这样散落满地。

　　小孩的心理当然害怕，怕被发现，所以也不管手会不会受伤就胡乱地收拾一番。在忙乱之间我看见小水银珠跟着我手的方向从小水珠变成大水珠融合在一起，亮晶晶圆滚滚好漂亮，我想要把它切开变回分散的小水珠，可是怎么都不行，我心里头慌却很惊讶，不知不觉中就玩了起来，玩到忘我的境界。

　　当然后来也是被妈妈当场发现，被罚跪了好久，多久忘记了！可能只有几分钟吧，不过，对小孩子而言，铁定是觉得很久很久……现在回想起来，真的是危险动作啊！

关于急性汞中毒

　　汞是唯一在室温下呈液体状的重金属，在高温下容易变成蒸气，经由呼吸道进入人体内。急性汞中毒常是因为吸入大量汞蒸气，造成咳嗽、呼吸困难、腹痛、呕吐及头痛等症状，严重时可造成肺水肿，导致呼吸衰竭而死亡。

　　汞在现代工业中有着广泛的应用。汞除了可以制造体温计外，在血压计、水银电池、日光灯、除草剂及一些药品里都含有汞的成分。

　　但是利用汞来制造生活必需品也会造成环境污染。至今一些国家已达成"逐步限汞，最终禁汞"的共识。美国国会已禁止销售水银体温计。欧盟也从2005年开始，限制四年内，让汞逐渐从市场上消失，并从2011年起禁止出口。所以在限汞的考虑之下，水银体温计势必会被淘汰，走入历史。

PART
1
体温升高了

PART
2
常见发烧照顾疑惑

PART
3
发烧宝宝的居家照护

PART
4
引发宝宝发烧的常见疾病

正确测量体温的方法

耳温 38℃以上算发烧

由于耳膜位于头骨内接近体温调节中枢"下视丘"的位置，且与颈动脉的血流相通，所以量耳温也可以说是量人体的中心体温。但是三个月以下婴儿的耳温与中心体温的关系不大，所以并不建议使用。测量时应注意耳温枪在耳内的角度是不是正确，过多插入耳垢会影响测量值。当宝宝患中耳炎或其他中耳异常时不建议量耳温。其他对耳温造成影响的因素有早晚体温、运动前后、吃饭前后，以及喝冷热饮等，因此在测量耳温时也需注意。

》测量方法

①将耳温枪感应端置入外耳道，三岁以内的婴幼儿要把耳朵向下、向后拉；三岁以上的孩童则要把耳朵向上、向后拉。

②按压启动钮发出哔声即可读取数据。

③38℃以上算发烧。当两耳测量的温度不同时，以较高温度为准。

肛温 38℃以上算发烧

前面提过中心体温，而肛温和我们身体的"中心温度"很接近，所以测量肛温最能反应宝宝是否发烧了。因此量肛温是婴幼儿首选的测量体温方法，也是最好的一种。值得注意的是，如果宝宝刚刚解过大便或是刚洗完澡时，最好不要立刻测量。如果宝宝有便秘、积便的现象时测得的温度并不能代表中心体温的温度，所以最好改用其他方式测量。

》测量方法

①先用肥皂水或酒精清洗肛温专门温度计，并用冷水冲洗干净，记住不可用热水。

②接着在体温计末端擦上少许凡士林等润滑剂。

③将宝宝的肚子朝下，以俯卧的姿势放在床上，一只手压着宝宝的屁股，另一只手将体温计伸入距离肛门口深度约1.5至2.5厘米处即可。不要过度深入否则易使体温计滑入肠道中，导致穿肠等意外发生。

④电子体温计需静置约1分钟发出哔声即可读取数据，38℃以上算发烧。其他传统水银体温计需静置3至10分钟后才能读取。

PART
1
体温升高了

PART
2
常见发烧照顾疑惑

PART
3
发烧宝宝的居家照护

PART
4
引发宝宝发烧的常见疾病

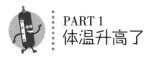 ## 腋温　37℃以上算发烧

平均测量值低于中心体温约0.8℃。当不适宜用耳温与肛温测量新生儿体温的时候，可以考虑用测量腋温的方法测量体温。除了可以量腋下外，也可以量背部的温度；但量腋温一般不会产生不舒服的感觉。

》测量方法

①检查玻璃制水银体温计是否已经归于最低的体温刻度。

②将玻璃制水银体温计直接放入腋窝夹紧即可。

③一般玻璃制水银体温计要测量3至10分钟才能读取数据。电子体温计则静置约1分钟，听到体温计发出哔声后即可读取，37℃以上算发烧。

口温　37.5℃以上算发烧

测量口温时因为需要宝宝配合，所以不适合较小的婴幼儿使用。建议五岁以上儿童可以用口温计量体温，而且禁止使用玻璃制水银口温计以免口温计破裂发生意外。口温比肛温低约0.5℃，平均测量值低于中心体温约0.5℃。应注意测量前15至30分钟内不要饮用热水或冷水，以免导致测量误差。

37

》测量方法

①先用肥皂水或酒精清洗体温计，再用冷水冲净，同样也不可以用热水冲洗。

②打开电子体温计开关，将感应端置于儿童舌头下方。

③静置约1分钟，体温计发出哔声后即可读取数据，37.5℃以上算发烧。市面上卖的"奶嘴型体温计"，经研究发现相当不准确，所以仅供参考。

额温　38℃以上算发烧

在额头测量皮表温度（如额温枪）或以红外线测量皮表温度时，均有低估中心体温的现象，所以不建议使用。

此外，额温枪比较容易受环境因素的干扰，量额温时的限制也较繁多复杂，所以一般不列入常规使用。除非在紧急情况下，又不想有身体接触时，才使用额温枪测量体温。

额温枪测量时要注意宝宝额头部的清洁，当宝宝脸部皮肤流汗、直接接触冷水、吹冷气、皮肤发炎，或是涂抹油脂性的保养品等情况下不要测量。测量时请先详读说明书。另外，也要注意影响测量值的因素，如探头（侦测端）与皮肤表面的距离、室温变化（如风速与湿度的变化），才能避免影响读取的准确度。

PART
1
体温升高了

PART
2
常见发烧照顾疑惑

PART
3
发烧宝宝的居家照护

PART
4
引发宝宝发烧的常见疾病

》测量方法

①测量时请按照仪器说明书的指示测量额头或太阳穴。

②轻轻一压按钮即可读取数据，一般38℃以上算发烧。

 用手摸皮肤表面温度不准确

用触摸皮肤的方法来判断是否发烧，是所有测量方法中最不可信的，根据我的调查发现仍有27%的家长是用手摸的，在此提醒家长不建议用这种方式来诊断发烧。

 各种体温测量工具比较

注 意 事 项	测 量 方 法
耳温：38℃ ＊是量中心体温。 ＊三个月以下婴儿耳温与中心体温的关系不大，不建议使用。 ＊发烧温度是38℃。	＊将耳温枪感应端置入外耳道。 ＊三岁以内的婴幼儿要把耳朵向下、向后拉；三岁以上的孩童则要把耳朵向上、向后拉。 ＊轻轻一压按钮，发出哔声即可读取数据。当两耳测量的温度不同时，以较高温度为依据。

各种体温测量工具比较

注 意 事 项	测 量 方 法
肛温：38℃ ✳肛温的测量值比较接近人体真正的中心体温。 ✳是婴幼儿首选的测量方法。 ✳使用肛温专门温度计，不要过度深入肛门否则易使体温计滑入肠道中，导致穿肠等意外发生。 ✳发烧温度是38℃。	✳用肥皂水或酒精清洗体温计，用冷水冲净，记住不可用热水，在体温计末端擦上少许凡士林等润滑剂。 ✳将宝宝的肚子朝下，以俯卧的姿势放在床上，一手压着宝宝的屁股，另一手将体温计伸入距离肛门口深度约1.5至2.5厘米处即可。 ✳电子体温计静置约1分钟发出哔声即可读取数据，其他体温计需静置3至10分钟后读取数据。
腋温：37℃ ✳平均测量值低于中心体温约0.8℃左右。 ✳适用于不宜以肛温或耳温量体温的新生儿。 ✳可以量背部的温度。 ✳发烧温度是37℃。	✳将水银体温计直接放入腋窝夹紧，静置3至10分钟。 ✳电子体温计则静置约1分钟，听到体温计发出哔声后即可读取数据。
口温：37.5℃ ✳平均测量值低于中心体温约0.5℃。 ✳五岁以上儿童才可以用此方法测量体温。 ✳禁止使用玻璃制水银口温计，以免发生口温计破裂的意外。 ✳发烧温度是37.5℃。	✳先用肥皂水或酒精清洗体温计，再用冷水冲净，同样也不可以用热水冲洗。 ✳打开电子体温计开关，将感应端置于儿童舌头下方，静置约1分钟，体温计发出哔声后即可读取数据。

中暑或热耗竭引起的体温升高

PART
1
体温升高了

PART
2
常见发烧照顾疑惑

PART
3
发烧宝宝的居家照护

PART
4
引发宝宝发烧的常见疾病

　　不同的原因所引起的体温升高，处理的方式也不同，因此要慎重。体温升高可能是短暂的生理因素所引起（如喝热水、运动），也有可能是因为疾病（如发烧），或是生理机制失调（如中暑）所导致的病理伤害。

　　"中暑"也会使体温异常升高，是属于热伤害的一种。热伤害可分为两个层次，即"热耗竭"与"中暑"。"热耗竭"是因环境温度过高，引起体温极度上升、过度排汗，产生身体不适；而"中暑"比热耗竭严重，会产生意识不清、抽搐、昏迷等神经方面的异常现象。这两种都是因为处于高温环境中过久，使身体无法有效地发挥散热功能所引起的。所以，中暑是因为体温散热的生理机制失调所引起的，脑内体温中枢的调定点的温度并没有改变，因此处理的原则与方式也全然不同。

长期处于高温环境可能导致中暑

　　中暑如果不及时处理，情况严重的话也会产生"热痉挛"，这和小宝宝因为发烧引起的热痉挛不同、程度也不同。中暑引起的"热痉挛"可能会产生严重的脑伤，也会危及生命。

在高温环境下工作、运动、蒸桑拿会导致流汗过度，如果没有好好地补充水分，就可能造成身体脱水以及钠钾等离子的散失，使血容积过少。情况严重时会导致心脏血管功能失调，出现横纹肌溶解、急性肾衰竭和乳酸堆积过量，这时就是较严重的中暑阶段。

基于前面所叙述，了解我们身体对体温调节机制与生理的反应，不难理解天气、温度、湿度是影响人体散热重要的因素。所以在台湾地区夏季高温及高湿度气候下，人体散热很难。平时不习惯在热环境下停留太久的人，常常就会引起中暑，尤其是年老者、身体不适者或是肥胖者等，更容易产生中暑现象。

我自己也有过中暑的经历，平时不会去蒸桑拿的我，一次假日突然心血来潮，与老公相约去尝鲜。就这样与一位初

名　　称	原　　因
发烧	因疾病所产生的一种化学物质导致。 脑部的体温调节中枢的温度设定点改变。
中暑	生理机制失调所导致。 因环境温度过高，引起体温极度上升。 脑内体温中枢的调定点的温度并没有改变。

发烧与中暑的区别

PART 1
体温升高了

PART
1
体温升高了

PART
2
常见发烧照顾疑惑

PART
3
发烧宝宝的居家照护

PART
4
引发宝宝发烧的常见疾病

次见面的同室友人在温室聊天，那位夫人天天去享受，而我却很少去。因此聊着聊着忘了自己的身体状况，等到自己觉得不舒服恶心时，体温已经高至38.8℃了，心跳一百二十下，感觉呼吸喘不过气、身体发烫、整个脸红通通的。所以赶紧跟这位友人说再见，去呼叫在隔壁男室的老公。

进休息室时，看到老公早已在休息室等候，他开玩笑地说我的脸像关公的脸，并问我怎么会待那么久。我只好说明后赶紧作处理，补充水分以及用冷毛巾敷脸、穿透气的衣服，如此过了一夜适度地休息后才恢复正常。而那位友人却是一点事情都没有，因为她早已适应，而我却只是初次体验，不应该与她相提并论。

体温升至40℃以上易造成脑损伤

延长在热环境下工作或运动是可以训练的，就像运动员的训练一般，不过，必须以渐进式的方式训练，还要衡量个人的身体状况，千万不要贸然尝试。否则等到自己感觉身体不适时，往往已经达到需要紧急处理的地步，因此千万不可掉以轻心。

中暑常有头痛、头晕和疲倦的前兆，此外，流汗量减少，甚至停止发汗，皮肤的肤色会转为血红色，摸起来烫烫的，而且干燥。心跳加快时，严重者可能会失去判断力、昏倒甚至抽筋，如果没有做好处置，可能数小时内就会危及生命。如果体温快速上升到40℃至41℃，且仍然持续在高温的环境下，身体将会引发血液循环衰竭，甚至可能致死或留下永久性的脑部伤害。

因此，一旦发现有中暑的症状出现时，必须立刻前往荫凉或空调凉爽的地方，将头部放低、松开衣服。还可以用风扇吹身体、冷水擦身子，或使用冰凉毛巾包裹身体。如在野外，可选择浸泡于湖泊溪水中，使身体变凉容易散热。但若发现有发抖不舒服的现象，则应停止身体降温，因为发抖会升高人体中心体温。此外，要随时监测体温，避免太高或过低的情况发生。

婴幼儿体温高达39℃时需积极降温

宝宝的体积小，尤其是婴幼儿，体内贮存的水分有限，而与环境接触的体表面积大，很容易受环境温度的影响，所以应注意防止宝宝中暑。

通常宝宝中暑的症状与大人相似只是会更加速进行，首先是肤色看似红润，但触摸感觉干燥温热，宝宝烦躁不安、哭闹，呼吸及脉搏加速，接着会显得倦怠、昏眩、抽搐，或进入昏迷状态，测量体温高达39℃以上。

如果发现有这样的情况时，应先维持宝宝的呼吸道的通畅。每隔十到十五分钟给予清凉的饮料（有呕吐的情况则不适宜）。再来试着将宝宝移到阴凉处，除去衣物，用冷（凉）湿的毛巾擦试，但不可以用酒精或冰水擦拭。

如果严重可以将宝宝放进凉水浴盆里，使宝宝的体温能降到39℃以下，同样不可以急速地使体温剧降，也不可以使用冰水或冰块，因为过冷的冰水会使宝宝皮肤血管极度收缩，阻断排热的功能。在环境方面，可以用电扇或冷气来降低环境温度，有助于帮助宝宝散热与降温。另外，不可给予一般的退烧药剂，因其退烧作用是降低温度中枢的设定，反而对身体不利。此时散热功能已经是强弩之末，若已经到了衰竭的程度，药物只会造成更重的伤害。

重回看诊的现场，回想当时的情景，同样的问题，而我……

"医生阿姨，我发烧了，请问什么是发烧？"

"发烧啊！发烧就是因为你的身体被一些不好的东西入侵了，所以使得体温升高了。"

"为什么会体温升高呢？"

"因为生病了。"

"为什么生病就会发烧？"

"因为一些类似虫虫的东西跑进你的身体了！"

"为什么呢？"

"因为抵抗力不好时，就会偷偷跑进去了！"

PART
1
体温升高了

PART
2
常见发烧照顾疑惑

PART
3
发烧宝宝的居家照护

PART
4
引发宝宝发烧的常见疾病

"那要怎样才会好呢？"

"回家乖乖的吃药药、多喝水、多休息，不要跑来跑去，快快睡饱饱就会好了。"

亲爱的读者朋友们，你是否觉得我这样的回答进步了呢？

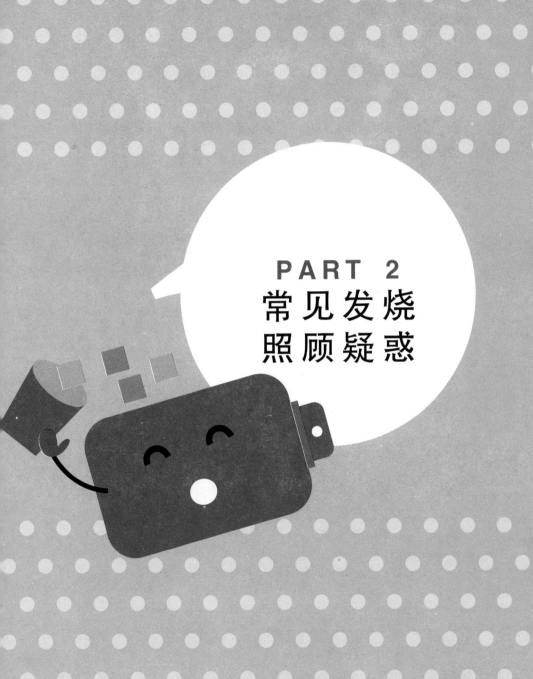

PART 2
常见发烧
照顾疑惑

门诊中，最常见的就是"发烧"的问题。一天门诊中，少则三成，多则七成都是因为发烧问题来求诊，与其说最常见，不如说是天天都会遇到比较贴切。而且常常被问及怎样退烧才是最正确的方法。我最近在门诊中做有关发烧议题的问卷调查，希望能多了解父母的需求，以便能真正有效地帮助父母解决问题。

问卷中发现，约有53%的妈妈遇到宝宝发烧时，都会先简单地处理再观察；35%的家长，会直接送往医疗院所。有关降温的方式，57%会直接给予退烧药，28%则会用冰枕或退烧贴布，13%则会将宝宝抱去泡温水澡。

1994年汤玛士等人，就曾对儿科急诊护理人员处理发烧的理由和依据作过调查研究，结果显示，当病人体温在37.8℃至40.6℃时护理人员会对发烧进行处理，而采取降温措施的理由有83%是为了预防体温再上升，77%是单纯为了降温，74%是为了增加病人的舒适感，65%是为了预防抽搐。然而护理人员在处理发烧过程中，67%是依据医院的标准，66%是依据医师的医嘱，64%是依据

当体温在37.8℃至40.6℃时，护理人员会给予退烧的处置，以减缓病童的不适。

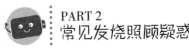
PART
1
体温升高了

PART
2
常见发烧照顾疑惑

PART
3
发烧宝宝的居家照护

PART
4
引发宝宝发烧的常见疾病

常识判断。

随着网络信息取得的方便性增强，医疗信息随手可得，的确增加了非医疗体系民众的知识，相对也造成了民众的多虑与不安，这在医师的交流中，普遍认为是信息过度充斥所造成的现象。

在发烧议题的问卷调查中，发现三分之二的家长通过医护人员获得发烧的信息，其余的家长通过亲朋好友或是查阅资料获取相关信息。而美国在1980年所做的研究调查结果是各占一半，有很大的差异。可见这二十几年来，虽然网络信息普及，但是大多数的家长们仍然信赖医护人员。

然而，随着医学研究的进步，医护人员对于退烧的概念，也不断在修正。虽然大部分的医护人员仍然会适当地处理发烧，但是处理理由与原则已不同于以往的传统观念。

你对发烧了解多少

你对发烧的处理态度又是什么呢？也许你或你的家人有发烧的经验，也许你已经觉得对发烧的处理了如指掌。就算了解很多发烧的议题与经验，你是否可能会误解呢？我们就来测试一下吧！（详见下表）

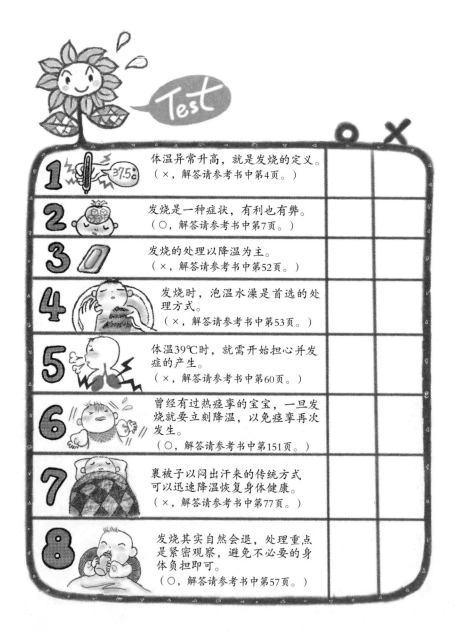

		O	X
1	体温异常升高，就是发烧的定义。 （×，解答请参考书中第4页。）		
2	发烧是一种症状，有利也有弊。 （○，解答请参考书中第7页。）		
3	发烧的处理以降温为主。 （×，解答请参考书中第52页。）		
4	发烧时，泡温水澡是首选的处理方式。 （×，解答请参考书中第53页。）		
5	体温39℃时，就需开始担心并发症的产生。 （×，解答请参考书中第60页。）		
6	曾经有过热痉挛的宝宝，一旦发烧就要立刻降温，以免痉挛再次发生。 （○，解答请参考书中第151页。）		
7	裹被子以闷出汗来的传统方式可以迅速降温恢复身体健康。 （×，解答请参考书中第77页。）		
8	发烧其实自然会退，处理重点是紧密观察，避免不必要的身体负担即可。 （○，解答请参考书中第57页。）		

PART
1
体温升高了

PART
2
常见发烧照顾疑惑

PART
3
发烧宝宝的居家照护

PART
4
引发宝宝发烧的常见疾病

 7大常见发烧处理疑惑

Q 疑惑1 宝宝发烧时，一定要快速退烧吗

A ✗ 发烧时若过度处理，可能会增加身体不舒服感，不当使用退烧药甚至会增加肝肾的负担。

经过医学不断地研究发现，处理发烧的原理已经有极大的改进。退烧已经不再是主要的目的，事实上，适度的发烧对身体是有利的。退烧的目的主要在于减轻身体不舒服的感觉与症状，增加宝宝的舒适度；另一方面，也减轻爸妈们心理的焦虑。这种处理方式，在医学的领域里，也属于治疗的一种。

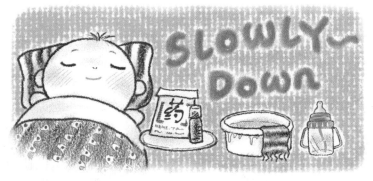

宝宝发烧时，不必通过服用退烧药或温水拭浴等方式快速降温。

51

医护人员的主要职责是监护与掌控宝宝的疾病变化，以减少其身体负担，并尽力防止并发症的发生。所以千万不要以为发烧时不需要做任何的治疗，宝宝自己就会好了。

中医大师陆渊雷就曾提到："凡病证，多非疾病之本体，乃正气抵抗疾病之现象也。用药治病，非药力自然敌病，助正气以敌病也。正气者，即西医所谓自然疗能也。疾病之本体不可知，病证则显然可知，良医察其病证，知正气之欲恶，从而助之以药力，病证除而疾病去也，疾病之本体，虽不问可也。"这详细地描述了身为医者主要的职责所在，也表明了我们对生病治疗的重要态度。

✚A 正解：将体温降至38℃左右即可

有学者认为，对发烧的病人快速地降低体温非但没有好处，而且可能是一种伤害。因为如果使用过多的退烧药来快速降低体温，尤其是降到正常体温以下，下视丘的体温中枢会产生代偿的生理机制，引起更积极的产热行动，使病人出现更严重的畏寒与颤抖的症状。

因此，可能导致比原先更高的体温，这对于一些原本就已经虚弱的病人而言是很严重的伤害，而且会影响原来发烧形态的表现，造成诊断的困难，因此建议，发烧时不以快速降温为原则，将体温降到38℃左右就可以，而不是降到37℃的正常体温。

Q 疑惑2 发烧时，一定要使用物理方式来降温吗

A ✗ 需在给予退烧药三十分钟后，且宝宝无任何不适时，才可以用来辅助退烧。

许多学者指出，用物理的方式来降低发烧病人的体温，例如温水拭浴、冰枕、冰毯或减少病人身上所覆盖的衣物等，不合乎逻辑，也不符合发烧原理。

因为这些措施并不会真正降低下视丘设定点的温度，也没办法使已提高设定点温度的下视丘体温中枢重新再设定恢复原来的正常设定点。因为身体表面大量的散热，会使中心温度产生代偿性的升高，导致寒战，而且升高的温度会活化交感神经系统，增加代谢率，这些反应都会使宝宝感到不舒服。

换句话说，用物理方式来降温，在降温过程中会使病人出现畏寒、颤抖、增加产热，这样不但不是抑制发烧，反而是维持发烧，并且会让病人感觉更不舒服。所以用物理方式来降低体温，只适用于产热或散热失调（如中暑所引起的体温过高），而不适用于发烧的病人。

1992年，英国的研究首次提出与传统观念不同的照护原则，认为不论在发烧的哪一阶段，都不适合用物理方法来降低体温。虽然这样说，但直到现在仍有许多的研究发现，物理性的降温方式若在适当的时期给予辅助，仍然有助于宝宝舒适感的增加。

✚A 正解：宝宝不适时应立即停止

部分学者认为，发烧时仅需密切监测宝宝体温的变化，以及观察舒适度就可以。除非宝宝有特殊疾病，无法承受高代谢率或出现非常不舒服的症状，否则不需要积极用物理的方式来辅助退烧。

有些学者建议，最好在给予退烧药三十分钟后，才可以用物理的方式来辅助退烧；有些学者则建议，发烧期间都适合用保暖的方法，以避免干扰发烧形态、符合发烧过程，也可减少医师误诊。

总而言之，温水拭浴或泡澡，已不再是处理宝宝发烧的第一个步骤，也不再是例行性的处理方式，必须依宝宝的具体情形再做处理。如果发现用温水泡澡会让宝宝更不舒服、出现不高兴的表情、痛苦或烦躁不安，甚至身体发抖打寒战时，就必须立刻停止使用这种物理性的降温方式。

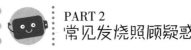

疑惑3 高烧是烧坏宝宝脑袋的元凶吗

A ✗ 发烧只是一个过程，且鲜少超过细胞损坏温度，病原体入侵才是破坏脑细胞的主因。

行医这些年以来，关于宝宝发烧的讨论总是会提及"烧坏脑袋"这个议题，尤其在我刚当住院医师值班时常碰到。当时，急诊看的大都是发烧的宝宝，家长慌张地将宝宝带进急诊室看诊，着急地想赶紧帮宝宝降温，至于其他的处置就不重要了，如果没有按照他们的期待处理，很可能引起医患冲突。

经过详问与耐心地解释，他们所持的理由几乎都是："曾经有亲戚因高烧过度而烧坏脑袋"，或是"耳闻小孩发烧会烧坏脑袋"，所以主张必须先退烧。1980年，美国的调查也发现，八成的父母认为发烧40℃至41.1℃之间就会造成脑部伤害。大约两成的父母认为，如果发烧没有治疗，会使宝宝烧得更严重。

不过，十几年后，在门诊这样的现象似乎减少了许多，偶尔才会被咨询到会不会有"烧坏脑袋"的问题。门诊的调查也发现，61%的妈妈们最担心的是宝宝烧不退，20%担心烧坏脑袋，11%担心宝宝不吃不喝。由此可见，宝宝发烧时，家长所担心的不再是烧坏脑袋，而是烧不退时该怎么处理的问题。

PART
1
体温升高了

PART
2
常见发烧照顾疑惑

PART
3
发烧宝宝的居家照护

PART
4
引发宝宝发烧的常见疾病

55

+A 正解：脑部发炎才是脑袋烧坏的元凶

然而，过去我们对发烧会烧坏脑袋的说法，也不是无中生有，这主要是有些宝宝因为脑部发炎所引起的发烧，并且留下不可恢复的后遗症，因而被误认为是因为发烧导致脑子被烧坏了。

事实上，留下的后遗症是"脑部发炎"导致脑细胞被破坏的结果，而不是因为发烧直接造成的。发烧只是一个过程，病原体才是破坏脑细胞的元凶，脑细胞被破坏是病原体入侵的结果。大家都误解了，将过程归咎成元凶，才会有这样的说法。

脑细胞主要的成分是蛋白质，而蛋白质通常要在42℃以上才会逐渐地被破坏。发烧时体温升高的程度通常具有"自限"的特性。学者指出体温必须高到41.6℃时，才会发生细胞损坏。不过，人体有自我保护机制，体内会自动释放出解热剂，使体温不会超过细胞损坏的临界点，即：41℃至42℃之间。所以，发烧是有生理极限的，不会一直往上升，在发烧时会自我调节，当体温升高到达设定点的温度时，就会停止不再往上升。

因此，如果体温超过41℃，就必须考虑可能不是感染等常见原因，而是中暑或脱水等其他原因引起的体温上升。发烧与其他因素导致的体温过高是不同的，中暑或热

56

衰竭与下视丘调节功能无关，是因为产热或散热失调所致，这样的体温上升可以到41℃甚至42℃，如果没有尽快地处置（如用冷却法来降低体温），就可能有生命的危险甚至导致死亡。

发烧是体温中枢的调定点改变所引起的，所以，一般的发烧很少会超过41℃，因此不用担心会烧坏大脑。当发现体温超过41℃时，一定要先适当地处理，并尽快送往医院作进一步的检查，以免危及生命。

❓ 疑惑4　宝宝高烧反反复复迟迟不退，一定要立刻解决吗

Ⓐ❌ 发烧期间，体温可能高高低低，需等疾病消除，体温才会自然恢复正常。

发烧不退是现代父母们最担心的事。然而在发烧的期间，体温高高低低是一个普遍现象，必须等到疾病消除时，体温才会恢复到正常的温度范围内。当生病发烧的时候，宝宝的体温可能反反复复，原因是下视丘体温调节中枢调定点提高。

例如：原先的调定点设在37℃，病原体入侵时，调定点就提高到39℃左右，然后经过生理机制的调节，体温就会维持在39℃左右，有的时候也会超过40℃，经过一段时间或是

PART
1
体温升高了

PART
2
常见发烧照顾疑惑

PART
3
发烧宝宝的居家照护

PART
4
引发宝宝发烧的常见疾病

适当作一些处理后，可能会降到38℃左右。

但是由于身体尚未完全恢复，所以经过一段时间体温又会再升上去。一般来说，病毒感染引起的发烧，大概都会持续三到五天，通常四十八个小时左右就会慢慢舒缓，发烧的最高热度也会渐渐地降低。微烧的宝宝一般十二至四十八个小时就恢复正常，发烧病程较长时，也可能会持续烧到两个星期之久。

✚A 正解：感染源不同病程也不同

所以，发烧时间的长短主要由感染源的种类及个人的免疫抵抗力决定。当宝宝身体的免疫系统产生抗体时，就是疾病治愈的时刻，发烧的现象就会自然地完全消退，而体温调节中枢的调定点也会恢复到原来设定的温度，体温就不会再异常升高。

发烧只是身体出现异常的一种表现，真正的发烧是表示宝宝生病了。我们要找出病因，观察疾病的过程、进展以及适当地缓解宝宝的症状，让宝宝舒服，适当地补充营养，并预防并发症的产生。但通常父母的担心与医护人员的担心角度不同，父母只是看到疾病的外表：如发烧、呕吐、咳嗽等，希望能立刻解除这些症状。如此可能会导致医患之间的冲突，这可是得不偿失的事。

Q 疑惑5 宝宝发烧时，一定要服用退烧药来退烧吗

A ✗ 如果过度处理，将增加宝宝身体的不舒服感，甚至增加肝肾的负担与伤害。

前面提到，退烧已经不是主要的目的，适度的发烧其实是对身体有利的。退烧只是减轻身体不舒服，以增加宝宝的舒服感，并且减轻爸妈们的心理焦虑。

如果过度处理，将增加身体不舒服感，甚至增加肝肾的负担与伤害。所以使用退烧药的目的，不再只是为了降低体温，快速恢复正常体温。因此，只有在必要时才能服用退烧药，以免使用过量造成危险。

✚A 正解：体温达38℃以上时才使用

一般而言，体温达38℃以上时才开始使用退烧药，而且最好间隔四至六小时才可再使用。不过，可以依宝宝的症状稍加改变，建议最好带宝宝就医后，再按医嘱使用退烧药。我常在门诊听到自行使用退烧药不当的情形，所以在此再次提醒大家，最好不要自行给药。

PART
1
体温升高了

PART
2
常见发烧照顾疑惑

PART
3
发烧宝宝的居家照护

PART
4
引发宝宝发烧的常见疾病

59

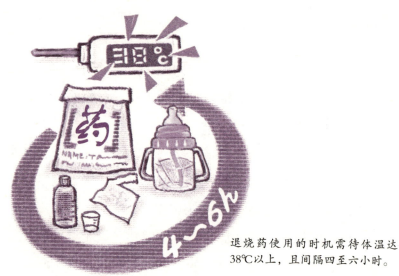

退烧药使用的时机需待体温达38℃以上，且间隔四至六小时。

Q 疑惑6 烧得越高，代表宝宝病得越严重吗

A ✗ 体温的高低与病情的严重程度并不成正比；尤其是两个月以下的婴儿，若体温呈现不稳定状态，就可能为重症。

门诊中的调查发现，当宝宝体温高到39℃以上时六成以上的家长就会开始担心，如果宝宝只是微烧，大部分的家长都会先观察，不会积极地处理发烧症状。但是，体温的高低与病情的严重程度并不成正比。

病情的严重与否，与宝宝免疫系统的强弱及病原体的毒性大小有关。年龄越小的婴幼儿体温的调节越不完全，所以很容易失温或体温过高，因此更不能用体温来判断病情的严

PART
1
体温升高了

PART
2
常见发烧照顾疑惑

PART
3
发烧宝宝的居家照护

PART
4
引发宝宝发烧的常见疾病

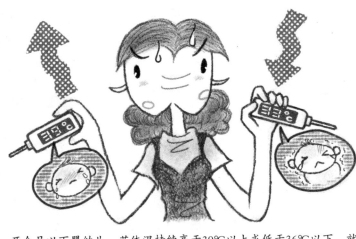

两个月以下婴幼儿，若体温持续高于39℃以上或低于36℃以下，就有可能为重症，需特别留心。

重程度，尤其是两个月以下的婴儿，如果发现体温出现持续39℃以上或低于36℃，呈现不稳定体温状态，就有可能是脑膜炎或败血症等重症，会危及生命。

✚A 正解：严重感染时体温可能不升反降

婴幼儿可能会因为某些严重的感染疾病，而出现体温不升反降的低温状态，因此不能用发烧现象来评估小儿的病情是否严重。要注意的是，如果发现三个月以上的婴幼儿，体温持续超过40℃时，就要注意是否为细菌感染，必须尽快送往医院做进一步的检查与处理。

总而言之，一般发烧不需要太担心，除了体温升高外，几天后就会出现感冒流鼻涕或是肠胃的呕吐拉肚子等症状，有时也可能先有症状再出现发烧。因此，症状出现的先后，不是主要的依据。但是，当宝宝发烧时，若发现症状多样或是出现频率与预期不一致时，就需要到医院做进一步的追踪检查。

Ｑ 疑惑7 宝宝一发烧，就必须立刻送医挂急诊吗

Ａ ✗ 应注意宝宝的病程，若有慢慢舒缓，就可以稍放宽心。

有经验的家长会发现，宝宝每一次发烧的情形与引起发烧的原因都不尽相同，发烧的高低程度也都不相同，有时只需仔细观察病程，时时测量体温，并给予适当处理即可，不一定需要将宝宝往急诊送。

但是要注意，越小的婴幼儿，越需重视引起发烧的原因，有时宝宝只是微烧，但病情却已是相当的严重，必须谨慎对待。

✚Ａ 正解：应仔细观察若有减缓即可稍放心

一般而言，大部分的发烧，通常在四十八个小时左右就会慢慢舒缓，发烧的最高热度也会渐渐地降低，例如起初高烧至39.5℃，隔一天的热度约38.5℃；或是退了再烧起来的

时间间隔延长，例如服完药退烧后四个钟头会再烧起来，第二天是间隔六个钟头体温才再升高。这种情况都不必太担心，爸妈们只要按时给宝宝服药与回诊即可。

总之有疑惑时，要尽快询问医师。当发烧一旦有恶化的情形时，一定要特别注意，最好是送到医院做进一步诊断。

照护备忘录

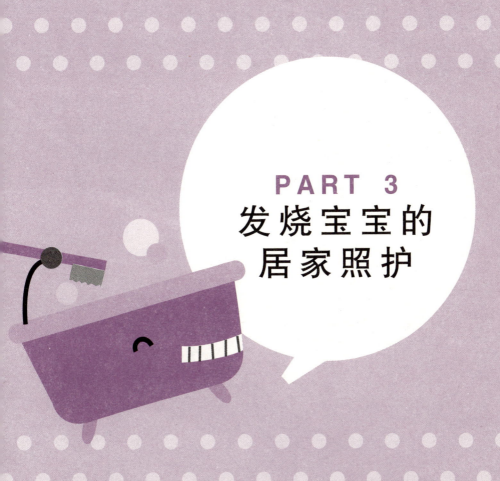

PART 3
发烧宝宝的
居家照护

本章主要介绍关于宝宝发烧照护时，所需具备的原则与方法，是父母在照护发烧宝宝时最为关心的问题，也是本书的重点。本书最主要的目的，就是宝宝居家的照顾和宝宝症状变化的观察，以便随时作出适当地调整与处理，减少不必要的并发症出现。

平常照顾宝宝的生活起居，就已经是一件不容易的事，更何况在宝宝生病不舒服时，担心都来不及，哪里还有心思管其他的情况。然而生病时的宝宝更需要用心思、耐心去呵护，必须更加留意这些看起来琐碎、不起眼但却很重要的事情。

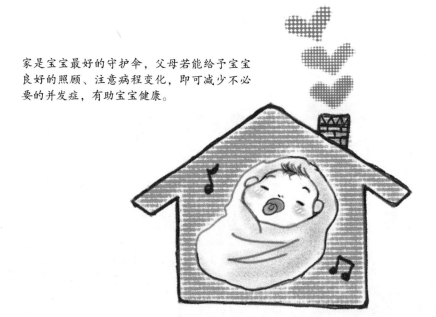

家是宝宝最好的守护伞，父母若能给予宝宝良好的照顾、注意病程变化，即可减少不必要的并发症，有助宝宝健康。

因此，这一部分将着重讲发烧宝宝的吃、喝、穿、睡以及一些辅助性降温的方法等。常见退烧药的介绍在此也会说明，不过要再次强调与提醒的是：退烧药应该依照每个宝宝的发烧情形与病程做调整，所以必须要先让医师诊断后再依照医师的建议适当地给予。

这里，主要是介绍退烧药的药理机制与概念。另外，除了宝宝生病需要照顾外，宝宝的身心也同样需要关心。所以，我也会提供一些建议供读者参考。

宝宝发烧三阶段进程大不同

宝宝发烧的过程是有阶段性的，当生病发烧时，宝宝的体温反反复复，原因前面已有详细说明，在此复习一下。发烧的机制是因为下视丘体温调节中枢调定点提高，身体尚未完全恢复，所以经过一段时间体温又会再升上去。

一般来说，病毒感染引起的发烧大概都会持续三到五天，通常四十八个小时左右就会慢慢舒缓，发烧的最高热度也会渐渐地降低。发烧时间的长短主要由感染源的种类和个人的免疫抵抗力决定。当宝宝身体的免疫系统产生抗体时，就是疾病治愈的时刻，发烧的现象也就会完全消退，而体温

PART
1
体温升高了

PART
2
常见发烧照顾疑惑

PART
3
发烧宝宝的居家照护

PART
4
引发宝宝发烧的常见疾病

调节中枢的设定点也会恢复到原来设定的温度，体温就不会
再异常升高。

发冷期：全身发抖、手脚冰冷

此阶段宝宝会感觉全身发抖、手脚冰冷。这个阶段的症
状并不是非常明显，通常发现宝宝发烧时已经是体温升高
了，就是已经过了发冷期。所以常会听到父母说："不曾发
现宝宝有发冷的现象。"一般而言，发冷期如果越明显，发
烧的程度就会越强烈。

如果只是轻微的发冷，时间也很短暂，且体温只是稍微
升高，那么发烧的期间也会很快就过去了。发冷期的时间通
常介于几分钟至几十分钟之间，直到体温达到新的设定点时
才会结束。此阶段量体温是介于正常与发烧之间，主要是依
生理调节机制的变化而定。

发热期：手脚发热、脸色红润

此阶段宝宝会感觉手脚发热，同时也会发现宝宝出现心
跳及呼吸变快、脸色红润等症状，其他如口渴、身体痛、头
痛、倦怠、食欲不振等症状也可能会一并出现。发烧的时间
长短也不确定，可能是几十分钟到数个钟头。发烧的病因消

除或是作了适当的处理如服用退烧药等，才可能会结束而进入退烧期。

退热期：流汗、血管扩张

此阶段宝宝会出现流汗与血管扩张等症状。心跳与呼吸恢复正常，但其他的症状如口渴、身体痛、头痛、倦怠、食欲不振等仍可能存在。退热期的时间长短可能是几十分钟至一日以上。

反复重复的三个阶段

如果感染的病程还没有控制，发烧的三个阶段就会反反复复的循环，所以体温稍微恢复正常后不久就可能又进入发冷期，然后接着发热再退烧。如此的循环，直到病因消除后体温才会恢复正常。

 宝宝发烧三阶段生活起居照护

宝宝发烧期间，由于体温升高，身体代谢率增加，同时

PART
1
体温升高了

PART
2
常见发烧照顾疑惑

PART
3
发烧宝宝的居家照护

PART
4
引发宝宝发烧的常见疾病

氧的需求量也增加，其更加需求能量，加上发烧时食欲会降低，肠胃的吸收也会受影响，所以营养的摄取格外需要注意，以免营养不良。此外，再加上呼吸速度加快，大量出汗可能造成脱水，导致电解质不平衡，所以更需适时地补充水，并且注意心肺功能的变化。宝宝的衣物应以棉质、宽松、吸汗、透气的材料为宜。发烧的形成过程与各阶段处理原则，建议如下。

发冷期：适当保暖

宝宝会出现发抖、手脚冰冷的情况，应采取预防寒战的措施。此时应当以身体保暖为主，如增加被子，尤其是四肢的保暖，或是用温水袋、电热毯、医院使用的罩灯等，来预防发抖的症状。这期间不可以用物理的方法降温，如躺冰枕、温水擦澡、泡温水澡等，当有不舒适情况时，可以通过适当地服用药物来减轻症状。

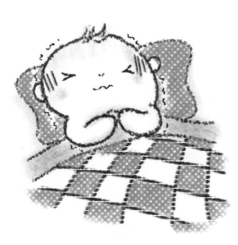

发烧第一阶段，宝宝可能会有发抖、手脚冰冷的情况，应采取预防寒战的措施。

发烧生活起居照护的原则

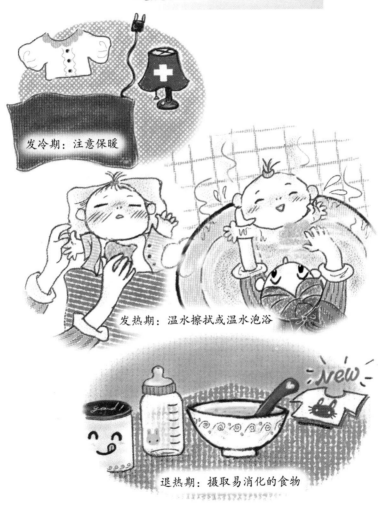

发冷期：注意保暖

发热期：温水擦拭或温水泡浴

退热期：摄取易消化的食物

家长应对发烧三阶段的照护重点有初步认知，才能给宝宝更好的照护。

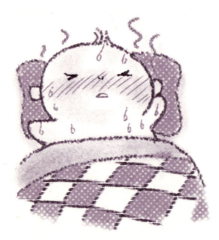 发热期：防止脱水

宝宝会感觉手脚发热，同时心跳及呼吸变快，这时父母可以先依宝宝舒适感受来调整衣着与被子，必要时可以给宝宝温水擦拭身体、躺冰枕、泡温水澡等来辅助退烧。不过，物理性降温方式最好是在使用退烧药三十分钟后再进行。但如果宝宝出现不舒服、痛苦、发

发烧第二阶段，宝宝可能会有手脚发热的情况，可在使用退烧药三十分钟后，视情况进行物理性退烧。

抖、嘴唇发紫、烦躁不安等症状，则禁止使用。另外，在这一阶段要注意补充水分、增加营养及摄取热量，以防止脱水。

退热期：补充营养

宝宝会出现流汗与血管扩张等症状，应注意保持肌肤的湿润度，所以注意补充水分，增加营养及摄取热量，并且适当地保暖。尤其是汗流浃背的宝宝，更需要勤擦汗与勤换干

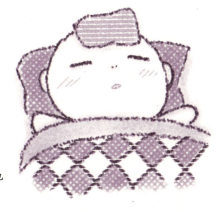

发烧第三阶段，应注意补充水分，
增加营养及摄取热量，并且适当地
保暖。

爽的衣物。

常见的五种辅助物理降温方式

　　物理性降温方式，就是通过一些方式处理身体表面，以达到"冷却"的效果，如温水拭浴、冰枕、冰毯或减少病人身上的衣物或被子，这些物理性的处理方式主要作为辅助退烧，不建议当成首选的退烧方法。

　　不过，目前的研究认为，发烧时仅需密切监测宝宝体温的变化，以及观察舒适的程度就可以。除非宝宝有特殊疾病时，无法承受高代谢率或出现非常不舒服的症状，否则不需要积极用物理的方式来退烧。如需使用，最好在服用退烧药三十分钟后再尝试，以免干扰发烧状态。

73

如果发现用温水泡澡会让宝宝更不舒服，表情出现不高兴、痛苦或是烦躁不安，甚至身体发抖打寒战时，就必须立刻停止使用物理性的降温方式（详见本书第二章"常见发烧照顾疑惑"）。

不过，当父母按时给宝宝服用退烧药后，宝宝的体温仍然无法降下来时，可以采取下列几种方法。

温水拭浴：用于婴幼儿效果较佳

简单地说就是帮宝宝擦澡，也就是将宝宝身上衣物解开，用37℃左右的温湿毛巾给宝宝全身上下擦拭。这样的处理，可以使宝宝皮肤的血管扩张将体热散发出去，而且毛巾擦拭过后在身上留下的水汽，也会由身体表面蒸发，这样也能吸收身体的热气，

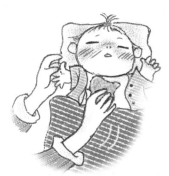

用37℃左右的温湿毛巾给宝宝全身上下擦拭，有助于将身体热气快速散出。

不适合物理性降温的时机

如果发现用温水泡澡会让宝宝更不舒服、表情出现不高兴、痛苦或是烦躁不安，甚至身体发抖打寒战时，就必须立刻停止使用物理性的降温方式。

帮助热气快速散出。

较小的婴幼儿体表面积比例较大，体热从皮肤散失也相对较快，所以用这种方式效果很好，但是较大的孩童或是成年人由于体表面积较小，效果就不是很好。温水拭浴只可作为辅助的退烧方法，或与退烧药并用。根据研究发现，温水拭浴与退烧药并用时的疗效，比单独使用退烧药效果好。

禁用冷水或酒精拭浴

冷水或酒精拭浴已经被禁用，这是因为这样的方法会在极短时间内快速降温，对宝宝非常不好。且高热的皮肤突然碰到冷水或酒精，宝宝的反应会很剧烈、不舒服，甚至可能会引发抽搐。而且吸入酒精，也可能使孩童像喝醉了一般地昏睡或烦躁不安，干扰病情的判断。

泡温水澡：水温应介于38℃至40℃之间

就是让宝宝泡温水并擦拭按摩身体，水的温度最好是介于38℃至40℃之间。泡澡的原理与温水拭浴相同，也是让皮肤的血管扩张将身

禁泡冷水澡

同样也不能泡冷水澡，否则会出现反效果。冷水澡适合于中暑的症状，而不是发烧。

PART
1
体温升高了

PART
2
常见发烧照顾疑惑

PART
3
发烧宝宝的居家照护

PART
4
引发宝宝发烧的常见疾病

75

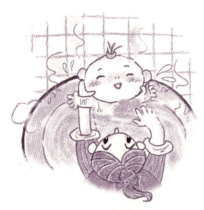

体的热气散发出去。

　　泡澡主要是增加身体的血液循环，利用排汗的生理机制，将热散出，来达到降低体温的作用。所以，温水泡澡，水温要控制好，否则也会导致宝宝汗排不出来，使体温更高或是急速降温，寒战的症状再度出现，让宝宝身体更不舒服。

温水泡澡时水温要控制好，否则可能会导致汗水排不出来，使体温更高或是急速降温。

冰枕：没有表达能力的婴幼儿不宜

婴幼儿不宜

　　不过，还没有表达能力的婴幼儿不宜使用冰枕，因为婴幼儿不易转动身体，容易引起局部过冷或导致体温过低。

出来以实现降低温度。

　　冰枕是用来局部降温的。顾名思义，就是将冰枕放在宝宝头枕部，把冰枕当枕头用。冰枕是利用传导原理，通过温度较低的物体接触体表后，将身体的热气传

76

环境：维持室温在23℃至26℃之间

室温尽量维持在23℃至26℃之间，保持凉爽通畅。必要时可以将宝宝放在冷气房中，或是用电风扇绕转着吹，但不要直接对着身体吹。这样也可以帮助体温散热，也会使宝宝感觉舒适些。

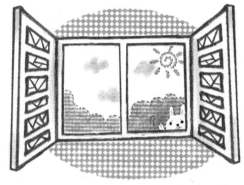

保持室内凉爽通畅，可以增加宝宝的舒适度。

四肢冰凉、猛打寒战时禁止使用

如果发现宝宝四肢冰凉又猛打寒战，则表示需要温热，此时就要禁止使用冷气或电扇，并赶紧盖上毛毯，直到宝宝身体及手脚温热且全身出汗时，才可以再使用冷气或电扇来帮助其散热。

衣着：避免穿着厚重衣物

避免给宝宝穿太多衣服，也不要盖太厚的被子。因为把宝宝裹得太多、盖得太紧太厚，也常会造成其体温升高、散热困难。所以衣物以棉质、宽松易吸汗的为佳。

随发烧阶段增添衣物

如果是在发冷期出现寒战、发抖的症状时，应适时给予保暖。若是宝宝身体及手脚温热且全身出汗时，就需要减少衣物，并且随时注意更换湿透的衣物，以保持清爽。

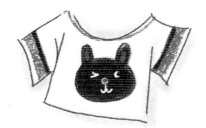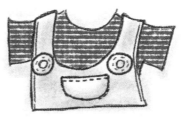

发烧时，宝宝的衣物应以棉质、宽松易吸汗的为主。

发烧的照护

发烧时期	所需时间	症 状	体 温	照护原则
发冷期	几分钟至几十分钟	★身体发抖 ★手脚冰冷 ★脸色苍白	37℃至新设定体温之间	★以身体保暖为主，预防发抖、寒战。 ★不可以用物理的方式像是躺冰枕、温水擦澡等降温。 ★必要时给予退烧药。

发烧的照护

发烧时期	所需时间	症 状	体 温	照护原则
发热期	几十分钟至数个钟头	★脸色红润、皮肤、手脚温热 ★呼吸、心跳加快 ★其他如：头痛、倦怠、身体酸痛、食欲不振等	38℃以上即新设定的体温	★补充水分、注意营养摄取。 ★适时给予退烧药。 ★配合退烧药的使用，可适当加上物理的方式降温。 ★注意脱水症状。
退热期	几十分钟至一日	★流汗 ★血管扩张	体温恢复	★补充水分，注意营养摄取。

发烧宝宝的饮食照护

不同年龄层的宝宝，补充营养的方式大不相同，因此在这里特别提供给家长们参考，并分别说明如下：

79

0至6个月尚未添加辅食的婴幼儿

年龄约零至六个月的婴幼儿以母乳或配方奶粉为主食，此阶段的婴幼儿只能以流质的水分来补充营养，电解质液是必要的补充品。如果过度地持续高烧，必要时必须通过注射静脉点滴来补充水分以避免脱水的情况发生。

4个月至2岁添加半固体食物的婴幼儿

年龄四个月至两岁的婴幼儿以流食为主，如清汤或是稀饭类补充品来帮助维持每天的营养。

2岁以上已经可以吃固体食物的幼童

年龄约两岁以上的幼儿已经可以和成年人吃相同的食物，所以大致上并没有很多的限制，主要以好消化的食物为主。

水分与营养摄取原则

体温每上升1℃，身体耗氧量增加一成，代谢率增加，

80

PART
1
体温升高了

PART
2
常见发烧照顾疑惑

PART
3
发烧宝宝的居家照护

PART
4
引发宝宝发烧的常见疾病

饮食补充大原则

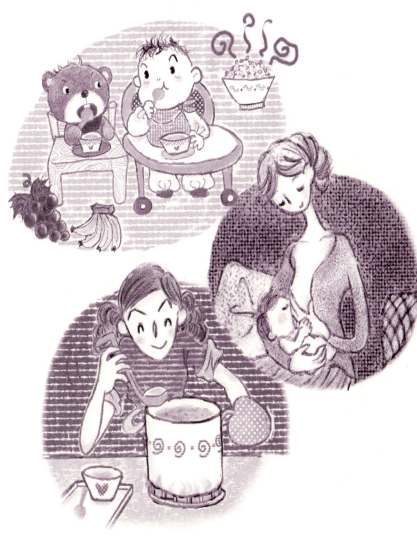

依宝宝的年龄添加营养，有助宝宝尽早恢复健康。

81

会增加身体的负担，所以在高体温的状态下，口服的营养剂常常无法维持身体代谢的需求，需要靠点滴来补充，尤其是对婴幼儿来说，更是必要。

发烧期间，由于高代谢率、高耗氧量会增加患童对能量的需求。高呼吸率及大量出汗可能造成脱水，使电解质不平衡，需适时补充电解质液，并且注意心肺功能的变化。如两至三个月大的婴幼儿水分补充以每天每公斤120毫升为原则，否则可能因肾脏尚未发育成熟导致水中毒。基本上不同年龄层的宝宝热量的需求也不同。

宝宝各阶段热量摄取建议量

✚ **零至三个月的婴幼儿** 正常每天热量的需求为每公斤100至120大卡。例如，三个月体重六公斤的宝宝，一天的热量需要量为600大卡。如果宝宝发烧39℃，就需要多补充约100大卡热量来维持其基本需求。

✚ **三至六个月的婴幼儿** 正常每天热量的需求为每公斤105至115大卡。

✚ **六个月至三岁的婴幼儿** 正常每天热量的需求为每公斤95至105大卡。

✚ **四至六岁的幼童** 正常每天热量的需求为每公斤90大卡。

不同年龄层的宝宝热量的需求

	0~3个月	3~6个月	6个月~3岁	4~6岁
热量的需求 （大卡/公斤/天）	100~120	105~115	95~105	90

宝宝各阶段水分摄取建议量

不同年龄层的宝宝水分补充原则

宝宝的 公斤数	10公斤以下	10至20公斤	20公斤以上
平时每天总水分补充量（mL）	100/公斤	1000+50× （公斤数-10）	1500+20× （公斤数-20）
	以8公斤的宝宝为例 100×8＝800 （以此类推约略计算）	以12公斤的宝宝为例 1000+50× （12-10）＝1100 （以此类推约略计算）	以22公斤的宝宝为例 1500+20× （22-20）＝1540 （以此类推约略计算）
发烧至38℃时每天总水分补充量（mL）	以8公斤的宝宝为例 800×110%＝880 （以此类推约略计算）	以12公斤的宝宝为例 1100×110%＝1210 （以此类推约略计算）	以22公斤的宝宝为例 1540×110%＝1700 （以此类推约略计算）
发烧至39℃时每天总水分补充量（mL）	以8公斤的宝宝为例 800×120%＝960 （以此类推约略计算）	以12公斤的宝宝为例 1100×120%＝1320 （以此类推约略计算）	以22公斤的宝宝为例 1540×120%＝1850 （以此类推约略计算）

PART
1
体温升高了

PART
2
常见发烧照顾疑惑

PART
3
发烧宝宝的居家照护

PART
4
引发宝宝发烧的常见疾病

新生儿水分约占了身体总体重的65%，一岁以后则降低到58%左右。每个宝宝水分的需要量并不是完全一致，必须依照宝宝每天的状况而决定。不过，大致而言，十公斤以下的宝宝（约一岁以下），每天水分的最低需求量是每公斤100mL，如八公斤的宝宝，一天所需的水分量为800mL。十到二十公斤的宝宝每公斤需增加50mL，如十一公斤的宝宝，是$1000+50×1=1050$mL。二十公斤以上的宝宝每公斤则需加20mL，也就是，二十一公斤的宝宝，每天的基本水分需要量为$1000+50×10+20×1=1520$mL。

说了这么多，你只需了解宝宝水分与热量的需求即可，并不需要精确地计算，这个公式主要是让父母能够掌握宝宝的状况，斟酌给予营养补充时而不至于过量或不足。不过，宝宝生病时，最好还是咨询医师作出最适当的处置。

🔋 发烧宝宝一天摄食总量应多于平日

发烧中的宝宝，应避免喂食过饱。一般一次喂食平时的六七分，以减轻生病时肠胃的负担，但一天的总量则要比平时多出一至两成为宜。所以少量多餐，适时补充水分与营养是照顾发烧宝宝饮食的首要原则。

然而，发烧时的发冷期，手脚冰冷的情况下，要补充温热的食品与水分，以达到体温中枢设定的温度，才不至于发抖不舒服。发热期与退热期的阶段，手脚暖和后，才可给予凉冷的饮料或食物。不过，在发烧的期间，应尽量不吃生冷食物，以避免增加肠胃的负担。

有助减缓发烧症状的食材及药材

家长可依照发烧阶段的不同来选择不同的食材。但是如果有其他的症状出现时，应该以适合其症状的食材为主，尤其是出现肠胃不适的症状时，必须要先请医师诊断后再给予适当的食物补充为宜。一般选择食材的原则如下：

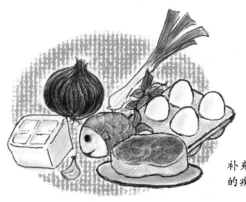

补充适当的营养有易于减缓幼儿的疾病。

可食用的食材 〔适用于已添加辅食的婴幼儿，一岁以下婴幼儿食用之前，需先询问医师。〕

帮助血液循环、调节体温、发汗的食材

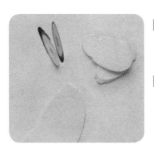

症状

此食材也有消炎消肿的功能。

食材

如大蒜、洋葱、生姜、葱白、紫苏、九层塔等。中药材方面可以用葛根、桂枝、芍药等。

高热量以及容易消化吸收的食材

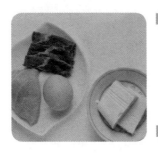

症状

在少量的食材中，宝宝就可以摄取足够的营养与热量。如高热量的食物，与容易消化吸收的食物。

食材

如牛肉、鱼肉、鸡蛋、豆腐等。

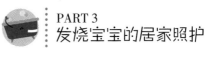

可食用的药材

> 适用已添加辅食的婴幼儿，
> 一岁以下婴幼儿食用前，
> 需先询问医师。

发冷期可食用的药材

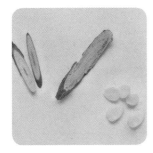

症状

四肢冰冷、身体疼痛、怕冷、脸潮红、无汗。

药材

桂枝2片、甘草1片、杏仁5个。

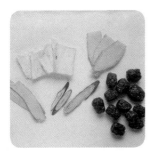

症状

四肢冰冷、身体疼痛、怕冷、脸潮红、微汗。

药材

葛根4片、桂枝2片、甘草1片、芍药2片、生姜3片、大枣12个。

医师妈妈经

在发冷阶段需要温热饮，不能喝冰凉或常温的饮料。

发热期可食用的药材

适用于添加辅食的婴幼儿，一岁以下婴幼儿食用之前，需先询问医师。

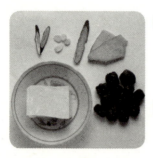

症状

四肢温热、身体疼痛、仍怕风寒、脸潮红、烦躁。

药材

桂枝2片、杏仁4个、甘草1片、生姜3片、大枣12个、豆腐1块。

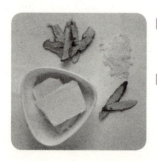

症状

发汗、口渴、不怕冷、想喝冷饮。

药材

知母6粒、豆花、甘草2片、冰糖适量。

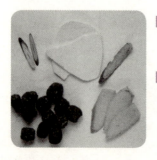

症状

发汗、不渴、怕冷、手脚冰冷。

药材

桂枝2片、茯苓10克、甘草1片、生姜3片、大枣12个。

退热期可食用的药材

適用於添加辅食的婴幼儿，一岁以下婴幼儿食用之前，需先询问医师。

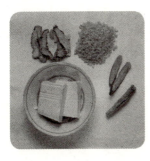

症状

发汗、体温正常、口渴。

药材

知母6粒、粳米1杯、甘草2片、豆腐2块、党参1支。

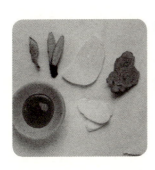

症状

全身冰冷、想喝热饮。

药材

干姜1片、甘草2片、茯苓10克、白术10克、蜂蜜1匙（一岁以下的婴幼儿可改麦芽糖1匙）、山药10克。

PART
1
体温升高了

PART
2
常见发烧照顾疑惑

PART
3
发烧宝宝的居家照护

PART
4
引发宝宝发烧的常见疾病

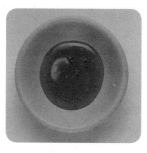

合并其他症状时的辅助药材

适用于添加辅食的婴幼儿，一岁以下婴幼儿食用以前，需先询问医师。

症状

轻微肠胃不适、食欲不振。

药材

加麦芽糖。

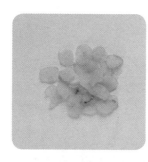

症状

吃不下。

药材

加半夏10克。

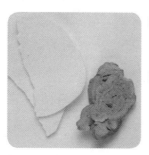

症状

肚子胀气。

药材

加茯苓、白术。

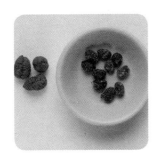

症状

干呕。

药材

栀子3个、豆豉10个。

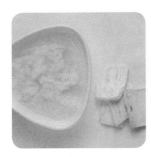

症状

轻微肠胃不适、拉肚子。

药材

地瓜稀饭加葛根。

医师妈妈经

上述这些中药材，先用1000mL的水煎熬成700mL，分三至四次温服；或是加3000mL的水先煮沸后转小火熬煮二十分钟后，取出中药材过滤，汤可以煮稀饭或炖肉，做成各种宝宝喜欢的餐点食用。

PART

1

体温升高了

PART

2

常见发烧照顾疑惑

PART

3

发烧宝宝的居家照护

PART

4

引发宝宝发烧的常见疾病

91

有助减缓发烧症状的健康药膳示范

✚ 健康食谱1 发汗粥：帮助血液循环的药膳

适合6个月以上已经可以用稀饭喂食
的宝宝，且发烧时没有合并其他肠
胃不适的症状。

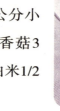

✻ 材　料： 大蒜3瓣、生姜3公分小
　　　　　节、洋葱1/4个、香菇3
　　　　　个、碎肉200克、白米1/2
　　　　　杯（或饭1碗）

✻ 器　具： 炒锅1个、3升煮锅1个

✻ 调味料： 橄榄油1匙、米酒少许

✻ 做　法：

① 先将大蒜、生姜、洋葱洗净，切细碎或磨成泥。香菇浸软
　洗净后切碎。

② 碎肉加入米酒少许搅拌均匀，静置。

③ 米洗净，放进煮锅中加1.5升水浸泡15分钟以上。

④ 将炒锅微热后加入橄榄油，将切碎的大蒜、生姜、洋葱与
　香菇炒香后，再放入碎肉一起炒到熟透。

⑤ 用煮锅将浸泡的米煮开后转小火，加入炒熟的菜与碎肉
等，熬至烂熟即可。

医师妈妈经

① 如果想给宝宝饮用汤类，也可以将食材与米分开做，只选用食材熬汤饮用。

② 可以加些许的酱油或少许的盐调味，给较大的孩童食用，但不宜过量。

③ 亦可将碎肉改成切丁或切片。大蒜、生姜、洋葱则切片先炒香后，加入肉片、米酒、少许酱油，一起炒至熟嫩，给较大的孩童食用。

④ 碎肉可以用其他肉类代替，如鱼肉、牛肉、鸡肉等。亦可达到同样辅效果。大蒜、生姜、洋葱、香菇则是必须的食材。

✚ **健康食谱2** 九层塔蒸蛋：有助消化吸收的药膳

适合9个月以上已经可以吃全鸡蛋的
宝宝。

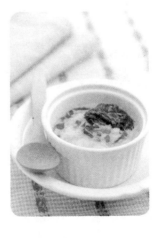

＊材　料：a. 九层塔适量、新鲜百合
　　　　　　　4片、香菇1个、甜不
　　　　　　　辣2条、白果2粒

　　　　　　 b. 柴鱼片1碗、小鱼干1/4
　　　　　　　碗、鸡蛋3个、空卤包

PART
1
体温升高了

PART
2
常见发烧照顾疑惑

PART
3
发烧宝宝的居家照护

PART
4
引发宝宝发烧的常见疾病

（或空茶袋）1袋

＊调味料：浓缩酱油少许、醋1小匙

＊做　法：

① 先将材料a切小丁、切细，备用。

② 小鱼干洗净与柴鱼片装入卤包中。

③ 盛约500mL的水加入材料a及装柴鱼片的卤包，大火煮沸后转小火熬高汤。

④ 鸡蛋打匀加入高汤混合均匀，分别装入4个约300mL的磁杯中，再加入材料a，于蒸锅中蒸煮至蛋熟透即可。

医师妈妈经

① 切丁可以依照宝宝年龄切成大丁或小丁甚至碎丁。

② 同样的食材可以做成烘蛋或炒蛋。先将以上材料a炒熟后盛于盘中待用，炒锅过油待微热后倒入混合高汤的蛋汁，待蛋成薄片后，倒入炒过的食材a，蛋八分熟后翻面再焖一下，即成可口烘蛋。

③ 以豆腐取代鸡蛋亦可，做成一道豆腐汤或是蒸豆腐。

④ 以粉丝炒九层塔亦可达到同样的效果（适合完成辅食训练的幼童）。

✚ **健康食谱3** 柴苏梅肉丸：协助消炎、消肿的药膳

适合2岁以上牙齿健全，已经可以细嚼慢咽的宝宝。

* 材　料：2公分大紫苏梅3粒，细瘦碎肉200克、蜂蜜1大匙、油半碗、香油少量。

* 调味料：米酒1小匙

* 做　法：

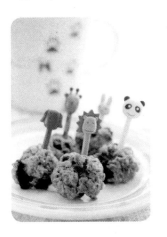

① 先将紫苏梅去籽压碎，与细瘦碎肉、香油、米酒、蜂蜜混合均匀，静置15分钟。

② 用小汤匙适量取腌渍过的肉，放于手掌中捏揉成小丸子。

③ 炒锅加入半碗油，待油热后，放入小丸子，过油快翻几下，使丸子表面略熟后捞起。

④ 熄火，将锅中的油倒出，再开火将清炒过的小丸子倒入炒锅内再清炒。

⑤ 加入180mL水一碗，待水开后转小火，焖煮至肉熟透即可。

医师妈妈经

① 本食材亦可用电饭锅炖。

② 或加入米与多一点的水煮成稀饭。

③ 瘦碎肉亦可用鱼肉、鸡肉、牛肉等代替。

✚ 健康食谱 4　生姜炒肉丝：发冷期药膳

适合2岁以上牙齿健全，已经可以细嚼慢咽的宝宝。

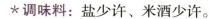

* **材　料：**瘦肉丝200克、青葱1根、生姜5公分1块、油适量。

* **调味料：**盐少许、米酒少许。

* **做　法：**

① 生姜切细丝、青葱3公分长切段。

② 将油倒入炒锅中，待热后，快速将瘦肉丝轻炸过，即可捞起备用。

③ 倒出油，再将炒锅加热，将生姜、青葱大火炒半熟后，加入处理过的肉丝。

④ 加入少许的酒，快炒一下，加入少许盐拌匀即可。

医师妈妈经

① 瘦肉丝可以用鸡腿肉丝、牛肉丝代替。

② 相同食材也可以与生米煮成稀饭，让较小的宝宝食用，只需将青葱与生姜切细、肉丝切碎，即可。

③ 肉丝亦可以用火腿肉代替，切成细丝，可以不必油炸，直接以步骤3的做法完成，亦可达到同样辅助效果。

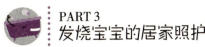

健康食谱5 杏仁鸡片汤：发热期药膳

适合9个月以上已经可以吃肉类食物
的宝宝。

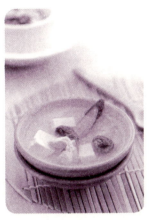

✳ 材 料： 杏仁4个、甘草1片、豆
腐1块、生姜3片、大枣
12个、鸡肉约300克。

✳ 做 法：

① 先将杏仁、甘草、生姜与大枣洗
净，豆腐切成约16块，鸡肉汆烫过切小丁。

② 盛约1000mL的水，加入杏仁、甘草、生姜与大枣与汆
烫过的鸡肉，大火煮开去浮油后，转小火煮约半个小
时。

③ 加入豆腐块后，再煮至鸡肉熟烂后即可。

医师妈妈经

① 此食材亦可用炖的方式制作。

② 或加生米煮成稀饭。

③ 鸡肉亦可用鱼肉、排骨等代替。

PART
1
体温升高了

PART
2
常见发烧照顾疑惑

PART
3
发烧宝宝的居家照护

PART
4
引发宝宝发烧的常见疾病

✚ 健康食谱6　山药豆腐粥：退热期药膳

适合6个月以上可以用稀饭喂食的宝
宝，在宝宝的病程接近尾声时可以
给予。

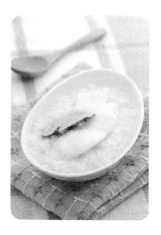

＊材　　料：茯苓10克、党参1至2
支、山药10克、白术10
克、蓬莱生米1/2碗或饭1
碗。

＊做　　法：

① 先将茯苓、党参、山药、白术与蓬莱米洗净。

② 盛约600mL的水加入洗净的蓬莱生米或饭，煮沸后转小
火。

③ 加入茯苓、山药、白术与党参，小火煮约三十分钟，若
是以生米煮则需多加一倍的水，煮的时间也增加一倍。

④ 取出党参，其余的食材可以与稀饭一起食用。

> **医师妈妈经**
>
> 若是给婴幼儿食用，可以不必再加其他酌料。若给较大孩童则可
> 添加少量盐。

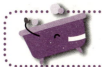

婴幼儿常见的退烧药

何时该使用退烧药

使用退烧药的目的不再只是为了降低体温，快速恢复正常体温。因此，只有在必要时才能服用退烧药，以免使用过量造成危险。

退烧药的主要作用

退烧药属于非成瘾性抗发炎止痛药物，此类药物包含的种类非常广泛，其中有阿司匹林、普拿疼，以及非类固醇解热镇痛药与类固醇药等。一般普拿疼为小儿科最常用的解热镇痛药，依普疼等也是常用的退烧药之一，非成瘾性抗发炎止痛药物也广泛地应用在解除疼痛方面的治疗。

退烧药最主要的作用在于，抑制前列腺素的形成，使体温调节中枢所设定的温度暂时地降低。作用于脑中下视丘下部的体温中枢，使皮肤的血管扩张，导致发汗，汗液排出帮助降低体温，以减缓体内发炎的反应，达到抗发炎作用。

必要时使用退烧药的情况

★有慢性心肺疾病或先天代谢反应异常的病人，因为发烧导致代谢反应的过度负担，可能使身体无法承受，进而引发心肺衰竭或休克等严重疾病。

★部分三个月至六岁的宝宝可能会因为发烧导致热性痉挛。如果有癫痫病史的宝宝，发烧时更容易引起癫痫发作，尤其是婴幼儿。这虽与发烧所导致的热痉挛没有直接关系，但仍然是会引起癫痫发作，体温超过38℃时，就可考虑使用退烧药。

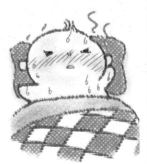

当宝宝出现全身酸痛倦怠等不适时，可考虑使用退烧药。

★发现宝宝有身体酸痛、头痛、意识不清、头晕、倦怠等不舒服的症状时，也可考虑适当地使用退烧药。

　　这些药物依剂量的大小，对身体组织神经有抗发炎镇痛与退热的作用。而类固醇类的药物作用很多，其中也包含有抗发炎与退热的作用，不过，极少用于退热。使用类固醇来降温的害处是，会抑制细胞介质的合成，增加感染的几率。除非是顽强的高烧不退，其他药物效果不佳时，才会考虑使用，所以不列入小儿科常用的退烧药中，故不在此说明。

　　经由以上这些药物作用后，体温都会有某种程度的暂

时消退。但是在
退烧的药效消失
后，身体体温又
会高起来，这是
因为疾病还没有
解除的缘故。退
烧药是短暂地把
烧降低一点，

退烧药的3个主要作用

★抑制前列腺素的形成，使体温调节中枢
所设定的温度暂时地降低。

★作用于脑中下视丘下部的体温中枢，使
皮肤的血管扩张，导致发汗，汗液排出
帮助降低体温。

★减缓体内发炎的反应，达到抗发炎作
用。

使身体感觉舒适些，是属于症状治疗，而非真正的治根药
物。

✚ 过度使用易造成肝肾伤害

所以，退烧药的使用
千万不可以认为多服几次
或是将剂量增加，就可以
达到退烧的效果。任何药
物都有一定的安全剂量，
超过一定的剂量后，有的
药物立刻就会出现中毒的
现象，有的则是慢慢地出
现肝肾的伤害。

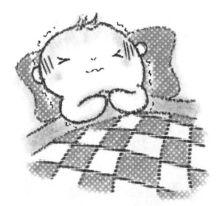

药物使用过度反而会让宝宝更不舒服。

PART
1
体温升高了

PART
2
常见发烧照顾疑惑

PART
3
发烧宝宝的居家照护

PART
4
引发宝宝发烧的常见疾病

✚ 不当使用易造成体温过低

许多父母因爱子心切，急着想退烧，往往会不当地过多使用退烧药，使得宝宝体温低于36℃，导致全身冰冷的症状出现。如果发现宝宝体温过低时，不可以再服用退烧药物，应以保暖与补充营养及水分为主。

✚ 使用原则：次数不宜多、间隔不宜密

使用退烧药的原则是，不宜同时使用同剂型或不同剂型的退烧药。因为使用次数太多、间隔太紧密，或是给予口服又同时给予栓剂会使得血中药物浓度超过中毒剂量，而出现体温过低的情况，甚至导致肝脏与肾脏细胞破坏而影响到正常功能，因此，必须要注意。

在门诊中，退烧药物使用过量的病例不少，因此，特别提醒父母注意，小心为是。如果有疑问可以请教医师，因为每位医师的用量会有些许的不同，故需依当时的情形而定。

常用药剂

 口服剂：选择多、大小童都可用

口服则是最常用的方式，口服的吸收效果不错，一般在

服用半小时后，就开始生效，体温会稍稍下降。退烧药口感不好，为了适合宝宝服用，现在的选择多样化，有糖浆剂给较小的婴幼儿服用、口嚼锭给五岁以下的幼童服用，常见的锭剂则是给已能吞咽的孩童或大人服用。

不同厂家所制造的各种药剂单位在剂量上也不同，而且依不同退烧药物的成分不同、剂量也不同，所以服用前需依照医师的指示，计算适合宝宝的剂量再服用，较为安全。

栓剂：熟睡中、需立即降温的婴幼儿适用

就是由肛门给药，熟睡中的婴幼儿使用此剂型最为方便。栓剂则用于不能口服、高烧或热性抽搐需立即降温者，由直肠黏膜直接吸收。但对于腹泻的幼儿则不适用，因为栓剂会刺激肛门，而使药剂随着水便排出。

针剂：不主张使用

可迅速达到退烧效果，常用于住院中的幼儿，在医护人员监测中使用较为安全。一般儿科的门诊，已不主张以此方式来快速降低体温。

另外，不同的退烧药最好不要随意地互相并用，如果要并用的话，请先请教医生，比较安全。

儿科常用退烧药

这部分主要讲选择退烧药最重要的是要看成分说明书，所含的成分为单一成分，而不是多种成分混合在一起。

小儿普拿疼、安加热糖浆

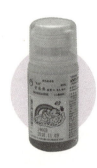

这是小儿科医师最常用的退热处方药，因为副作用最小、最不会引起过敏，也是市场上可以自购的解热镇痛药。适用于两个月以上的宝宝，每四到六个钟头使用一次。总剂量依每个宝宝体重的不同与症状变化而有所调整，所以必须以当次看诊医师的指示为主。

一般原则是，一天不可超过六次。是宝宝身体不舒服、喉咙痛、头痛或发烧时的第一个选择药物，一般使用后体温只会降低一至二度。

服用此药，降温的作用很缓慢，每个宝宝的剂量也不同。所以，门诊中，经历过许多父母因为宝宝发高烧时，服用此药后效果不显著而着急。其实不需太过操心，只要依照医师的指示按时服药、按时回诊，宝宝都可以如期地恢复健康。此类药物，有口服的锭剂、糖浆、直肠栓剂等剂型，口

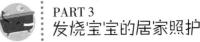
PART
1
体温升高了

PART
2
常见发烧照顾疑惑

PART
3
发烧宝宝的居家照护

PART
4
引发宝宝发烧的常见疾病

发烧的第一线用药

★ 优缺点：副作用最小、最不会引起过敏；但降温作用缓慢。

★ 适用：两个月以上的小孩。

★ 用法：每四到六个钟头使用一次，一天不可超过六次。

★ 剂型：有口服的锭剂、糖浆、直肠栓剂等剂型，但口服的锭剂与糖浆常为医师处方。

服的锭剂与糖浆常为医师处方。

马盖先、依普疼

这一类的药物会引起过敏，所以服用时要特别地留心。常见的过敏为，皮肤出现一片红肿的现象或是嘴角、眼睑出现红肿。若发现这些症状出现，必须立刻停药，并且立刻带宝宝去医师那里诊断与作适当的处理。

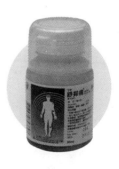

此退烧药适用于六个月至十二岁的宝宝，它的安全性与小儿普拿疼一样。好处是时效性较长，通常是六至八小时使用一次，不像普拿疼四小时服用一次。不过，普拿疼仍为控制发烧的第一线用药。但若是有发烧抽搐的问题时，以此药来控制发烧较为理想。

105

此药退热的效果较显著，所以当宝宝发高烧时，或是服用普拿疼的效果不佳时，才会考虑此药物。此药只有口服的锭剂与糖浆的剂型，没有直肠栓剂。

高烧合并抽搐时效果佳

- ★**优缺点**：效果显著、时效性较长、合并抽搐时效果较佳；但较易引起过敏。
- ★**适用**：六个月至十二岁的宝宝。
- ★**用法**：六至八小时使用一次。
- ★**剂型**：只有口服的锭剂与糖浆的剂型，没有直肠栓剂。

扶他林

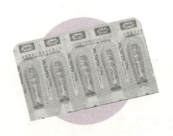

此类药物与前者"依普疼"相似，所以要注意过敏的症状，如果对"依普疼"有过敏者，通常对此药也会过敏。

栓剂的剂量有12.5毫克与25毫克两种。25毫克是给较大的孩童或成人使用，小儿科常用的剂量为12.5毫克。

此栓剂退热的作用快且明显，因此，常是家中必备的药物。当宝宝半夜发烧时，直接使用，不需叫醒宝宝，的确是方便的药物。剂型有口服锭剂与直肠栓剂，是小儿科中常用的退热栓剂。

最常以栓剂来降温的药物

★优缺点：效果显著、时效性较长、合并抽搐时效果较佳；但与"普拿疼"一样较易引起过敏。

★适用：六个月至十二岁的宝宝。

★用法：六至八小时使用一次。

★剂型：常见为栓剂，亦有口服的锭剂。

小儿温刻痛

美国小儿科医学会已在多年前建议小孩及青少年（小于21岁）不要使用温刻痛，因为此药与雷氏症候群有关。

雷氏症候群是一种合并有肝脏脂肪变性的急性脑病变，通常发生在某些病毒感染之后。严重者会造成死亡，是儿科少数的重症之一。

根据流行病学数据显示，如果罹患B型流行性感冒及水痘时，使用阿司匹林类的退烧药，可增加雷氏症候群的发病率。所以，目前已经规定禁止使用此药来退烧。此药有直肠栓剂、口服锭剂、糖浆剂型。

PART
1
体温升高了

PART
2
常见发烧照顾疑惑

PART
3
发烧宝宝的居家照护

PART
4
引发宝宝发烧的常见疾病

107

已不再是家中必备的退烧药物

- ★优缺点：易引发雷氏症候群，造成死亡。
- ★适用：二十一岁以下不建议使用。
- ★用法：禁止使用。
- ★剂型：有直肠栓剂、口服锭剂、糖浆剂型。

常见退烧药

常见商品名	成分名	常见剂型
小儿普拿疼、安加热	acetaminophen	锭剂、糖浆、栓剂
马盖先、依普疼	ibuprofen	锭剂、糖浆
扶他林	diclofenac sodium	锭剂
小儿温刻痛 （小于21岁不要使用）	水杨酸 acetylsalicylic acid	锭剂、糖浆、栓剂

宝宝何时需就医

　　宝宝的发烧通常在四十八个小时左右就会慢慢舒缓，发烧的最高热度也会渐渐地降低，所以有时只需仔细注意病程，给予适当处置，不一定需要急于将宝宝往急诊送。

不过，年纪小的婴幼儿，有时就算只是微烧，也可能是严重的疾病，需小心对待。所以有疑惑时，要尽快找医师询问，若合并有下列的情形时，则最好是送到医院做进一步诊断。

家长需警觉的婴幼儿发烧

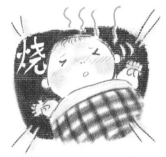

◆ 小于两个月的宝宝有发烧情形。

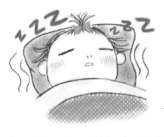

◆ 烧已退，但四肢冰冷、呼吸急促或是困难、活动力差、昏睡、无力的宝宝。

◆ 发烧高过40℃，持续二十四小时，尿量减少或无尿的情形。

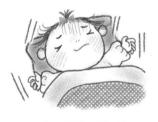

◆ 发烧引起抽搐现象的宝宝。

PART
1
体温升高了

PART
2
常见发烧照顾疑惑

PART
3
发烧宝宝的居家照护

PART
4
引发宝宝发烧的常见疾病

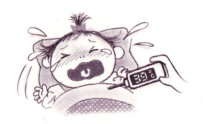

◆ 有哭闹不停、稍微改变姿势或移动身体就哭闹或出现难过表情、活动力减退、食欲不振、嗜睡、怕光的宝宝。

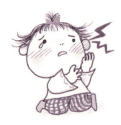

◆ 有耳朵痛或是脸朝一个方向哭闹的宝宝。

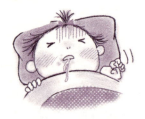

◆ 有行动异常、换姿势就哭闹或摸到身体特定地方时就会挣扎紧缩的宝宝。

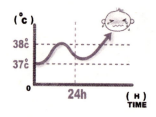

◆ 发烧已经退了一天以上，但又发烧的宝宝。

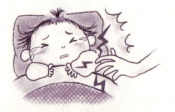

◆ 有呼吸困难、嘴唇发紫、一直流口水或吞咽困难的宝宝。

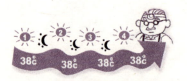

◆ 如果发烧持续四天以上，一定要到大医院检查。越小的宝宝越危险，所以要特别小心。

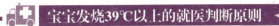

宝宝发烧39℃以上的就医判断原则

★ 有哭闹不停、稍微改变姿势或移动身体就哭闹或出现难过表情、活动力减退、食欲不振、嗜睡、怕光的宝宝。

★ 有呼吸困难、嘴唇发紫、一直流口水或吞咽困难的宝宝。

★ 有行动异常、换姿势就哭闹或摸到身体特定地方时就会挣扎紧缩的宝宝。

★ 有耳朵痛或是脸朝一个方向哭闹的宝宝。

医师妈妈经

照顾生病的宝宝是一件非常辛苦且神圣的工作，不论是小小的疾病或是需要长年地付出，对照护者而言，都是需要体力与精力的消耗，所以在此也提出一些建议与读者分享。

与医师建立良好的互动，不管是短暂性或是长期的看诊都需要，以便和医师讨论确认治疗的方向、用药注意事项，以及需要注意的情况与症状，如此才能真正地做最好的照护。

生病中的宝宝，最基本的需求是身体舒适，所以照护上需要多注意观察宝宝的变化，例如食欲与饮食、大小便、睡

111

眠、是否有疼痛不适、呼吸心跳、恶心、呕吐等不寻常的症状，如果症状的出现与预期有出入时，就应该再回诊就医，以确定病情的变化。另外，宝宝情绪的反应也需要重视，安抚宝宝让他有安全感，也是缩短病程与减轻不适的重要条件之一。

陪伴照护是非常艰辛的工作，请务必保持心力和体力，并且也要注意自己的营养摄取，可不要把自己给累坏了。

宝宝发烧居家照护的绝对禁忌

★发烧如果处于发冷期的阶段：绝对禁止用物理性方式来降温。

★发烧生病期间：不要再有户外运动或是过度的活动。应多休息，保持体力对抗病菌。

★不可过度使用与依赖药物：发现宝宝体温低于36℃、全身冰冷时，不可以再服用退烧药物，应随时保持舒适、温暖与补充营养和水分，以减轻宝宝不舒服的症状。

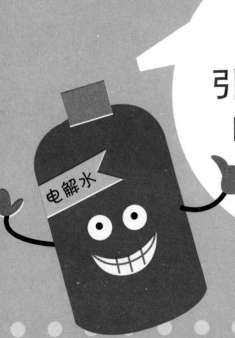

PART 4
引发宝宝发烧
的常见疾病

前面的章节已经详细说明，发烧的机制是因为疾病引起的体温升高，而且这些疾病会产生一种化学物质，导致脑部中的体温调节中枢的温度设定点被提升到一个比原来更高的温度。这种化学物质基本上有两个来源：

① 外来性的，如细菌、病毒、霉菌等。

② 身体内部的异常组织细胞，如癌症肿瘤细胞或组织、细胞受伤坏死，或免疫系统过度反应所释放出来的。

而在发烧的照护上，由于发烧的过程不同，大致可分为：

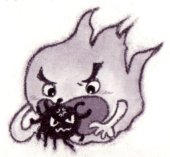

发烧可以抑制外来的病菌及体内发炎，有助提升人体免疫功能。

① 发冷期；

② 发热期；

③ 退烧期。

这三个阶段的症状与处理方式也都有不同。

本章节主要是说明，发烧时需要注意的一些重要的症状。先从轻微的疾病谈起，然后再说明可能会危及生命的严重情况，以此提醒父母，照护宝宝时需要注意的事宜。

不过，要进入主题前，还是需要先说明一下医学上常用的诊断名词，以便父母实际应用，期盼你与医师沟通时能得心应手，不至于有沟通上的障碍。

114

具体使用规则详见店内明示或拨打服务热线

 乐友孕婴童 Babies to Kids 特别献礼

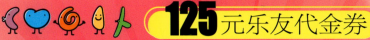 **125**元乐友代金券

代金券使用规则：
★ 本券可在乐友全国连锁店、网上商城、直购目录全渠道使用
★ 单次购买任意品牌童车、童床产品满500元（以实际缴纳现金金额为准，特价商品不参加），立减50元，单张小票限使用1张，不可累计
★ 本券截止日期为2012年12月31日
★ 请于结账前出示本券，乐友网及电话订购请提前告知客服
★ 此代金券涂改、损坏、影印均无效，不兑换现金、不设找零
★ 乐友可能在法律允许的范围内对活动细则作出适当的调整

全场童车、童床 立减50元

 乐友孕婴童 Babies to Kids

服务热线：400-666-9888   网购：www.Leyou.com

乐友孕婴童 Babies to Kids
全场玩具 立减15元
★ 本券可在乐友全国连锁店、网上商城、直购目录全渠道使用
★ 单次购买任意品牌玩具满100元（以实际缴纳现金金额为准，特价商品不参加），立减15元，单张小票限使用1张，不可累计
★ 本券截止日期为2012年12月31日
★ 请于结账前出示本券，乐友网及电话订购请提前告知客服
★ 此代金券涂改、损坏、影印均无效，不兑换现金、不设找零
★ 乐友可能在法律允许的范围内对活动细则作出适当的调整
服务热线：400-666-9888   网购：www.Leyou.com

乐友孕婴童 Babies to Kids
全场奶瓶、奶嘴 立减15元
★ 本券可在乐友全国连锁店、网上商城、直购目录全渠道使用
★ 单次购买任意品牌奶瓶、奶嘴满100元（以实际缴纳现金金额为准，特价商品不参加），立减15元，单张小票限使用1张，不可累计
★ 本券截止日期为2012年12月31日
★ 请于结账前出示本券，乐友网及电话订购请提前告知客服
★ 此代金券涂改、损坏、影印均无效，不兑换现金、不设找零
★ 乐友可能在法律允许的范围内对活动细则作出适当的调整
服务热线：400-666-9888   网购：www.Leyou.com

乐友孕婴童 Babies to Kids
全场护肤品 立减15元
★ 本券可在乐友全国连锁店、网上商城、直购目录全渠道使用
★ 单次购买任意品牌护肤品满100元（以实际缴纳现金金额为准，特价商品不参加），立减15元，单张小票限使用1张，不可累计
★ 本券截止日期为2012年12月31日
★ 请于结账前出示本券，乐友网及电话订购请提前告知客服
★ 此代金券涂改、损坏、影印均无效，不兑换现金、不设找零
★ 乐友可能在法律允许的范围内对活动细则作出适当的调整
服务热线：400-666-9888   网购：www.Leyou.com

乐友孕婴童 Babies to Kids
全场奶粉 立减10元
★ 本券可在乐友全国连锁店、网上商城、直购目录全渠道使用
★ 单次购买任意品牌奶粉满150元（以实际缴纳现金金额为准，特价商品不参加），立减10元，单张小票限使用1张，不可累计
★ 本券截止日期为2012年12月31日
★ 请于结账前出示本券，乐友网及电话订购请提前告知客服
★ 此代金券涂改、损坏、影印均无效，不兑换现金、不设找零
★ 乐友可能在法律允许的范围内对活动细则作出适当的调整
服务热线：400-666-9888   网购：www.Leyou.com

乐友孕婴童 Babies to Kids
全场食品 立减10元
★ 本券可在乐友全国连锁店、网上商城、直购目录全渠道使用
★ 单次购买任意品牌食品满100元（以实际缴纳现金金额为准，特价商品不参加），立减10元，单张小票限使用1张，不可累计
★ 本券截止日期为2012年12月31日
★ 请于结账前出示本券，乐友网及电话订购请提前告知客服
★ 此代金券涂改、损坏、影印均无效，不兑换现金、不设找零
★ 乐友可能在法律允许的范围内对活动细则作出适当的调整
服务热线：400-666-9888   网购：www.Leyou.com

乐友孕婴童 Babies to Kids
全场纸尿裤 立减10元
★ 本券可在乐友全国连锁店、网上商城、直购目录全渠道使用
★ 单次购买任意品牌纸尿裤满150元（以实际缴纳现金金额为准，特价商品不参加），立减10元，单张小票限使用1张，不可累计
★ 本券截止日期为2012年12月31日
★ 请于结账前出示本券，乐友网及电话订购请提前告知客服
★ 此代金券涂改、损坏、影印均无效，不兑换现金、不设找零
★ 乐友可能在法律允许的范围内对活动细则作出适当的调整
服务热线：400-666-9888   网购：www.Leyou.com

PART
1 体温升高了

PART
2 常见发烧照顾疑惑

PART
3 发烧宝宝的居家照护

PART
4 引发宝宝发烧的常见疾病

引起身体发炎发烧的疾病

小儿科中常见引起发烧的原因，以外来的致热源居多，约八成都是感染性的疾病，而内在的免疫系统或是肿瘤引起的相对较少，所以这里主要说明的还是以最常见且占大多数的感染疾病为主（如细菌、病毒等）。这也是父母最容易碰到的疾病。其他较少见的疾病，在此就不作进一步的说明，如果想要了解，请参考其他医学相关的书。

医学疾病诊断的分类，大致上可分为三大部分：

① 以身体部位来命名。这一部分占大多数，几乎医学上的诊断都是以身体部位命名。此部分又可分为：概括性的疾病名称（如上呼吸道感染、泌尿道感染等），确定部位的疾病名称（如脑炎、脑膜炎、鼻炎、扁桃体炎、胃炎、肠炎、尿道炎等）。

② 以病原体来命名（如流行性感冒、肠病毒、B型嗜血杆菌、霉浆菌肺炎等）。

③ 以发现者、发生的地区，或其他特殊症状名称来命名（比较常见的有哮喘、哮吼等，其他如川崎症、退伍军人症、水痘、德国麻疹等）。

115

分类形态	大致分类	详细分类
依身体部位		
头、胸部	上呼吸道感染	脑炎、脑膜炎、脑膜脑炎等 中耳炎、鼻窦炎等 鼻炎、咽炎、喉炎等 扁桃体炎、咽喉炎等
	下呼吸道感染	支气管炎、细支气管炎、肺炎等
腹腔	肠胃炎	胃炎、肠炎、结肠炎等
	泌尿道感染	肾炎、输尿管炎、膀胱炎等
其他部位	皮肤炎等	毛囊炎等
依病源		
病毒	流行性感冒	A型流行性感冒、B型流行性感冒等
	肝炎病毒	A型肝炎、B型肝炎等
	肠病毒	71型等
细菌	肺炎链球菌肺炎	
	B型嗜血杆菌	
其他	念珠球菌感染	
其他特殊名称		
依发现者	川崎症等	
依地区名	日本脑炎	
	莱姆氏症等	
依症状	哮吼、气喘、痉挛等	
其他	……	

116

★**上呼吸道感染**　是指从鼻子开始，至咽喉到会厌部声带以上的发炎。细分的话可分为：鼻炎、咽炎、喉炎、咽喉炎、扁桃体炎、会厌声带炎等。

★**下呼吸道感染**　是指从会厌部以下的气管、支气管、细支气管到肺泡的发炎，都属于下呼吸道感染。细分的话，可分为：气管炎、支气管炎、细支气管炎、肺炎等。

基本上，下呼吸道感染已不属于感冒的范围，一般都是感冒没有完全康复，侵犯到身体的深部所造成；或是抵抗力较弱的宝宝，如果一开始有病毒感染时，就可能直接侵入较深的部位而罹患较严重的疾病。

感冒也会引起其他并发症，如鼻窦炎、中耳炎、脑膜炎、脑炎、肌炎等。所以感冒虽然是轻微的疾病，但仍不可以忽视，它可能是严重疾病的根源。

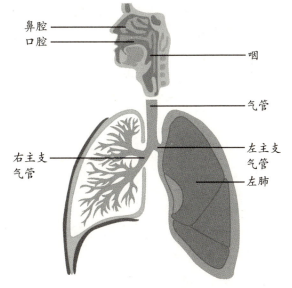

鼻腔
口腔
咽
气管
右主支气管
左主支气管
左肺

人体呼吸道

117

可能引起发烧的症状

当我们了解发烧的机制后，发烧本身并不可怕，引起发烧的原因才是重点，这也是医师的职责所在。必须观察疾病的过程，以及可能会让病程变严重的因素，所以接下来就以症状的轻重来分别说明，以便让父母在照护上好判断。

年纪越小越严重的轻度症状

打喷嚏、流鼻涕、轻微发烧➡急性上呼吸道感染（感冒）

上呼吸道感染，就是一般所说的"感冒"，出现的症状主要是鼻塞、打喷嚏、流鼻涕、鼻酸、全身酸痛、喉咙痛、咳嗽，有时还会发冷发热，甚至发高烧等。感冒是由病毒引起的，而且病毒一年四季都存在，所以随时都有被病毒感染的可能。不过，较常发生于秋冬的季节，且一至五岁的幼儿最容易罹患感冒。

PART
1
体温升高了

PART
2
常见发烧照顾疑惑

PART
3
发烧宝宝的居家照护

PART
4
引发宝宝发烧的常见疾病

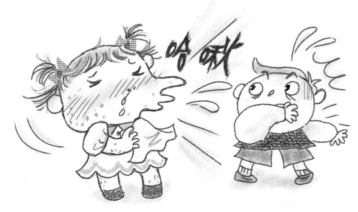

若感冒可能会出现打喷嚏、流鼻涕、咳嗽等症状，甚至会引发高烧。

引起感冒的病毒非常多，如鼻病毒、腺病毒、副流行性感冒病毒、流行性感冒病毒、呼吸道融合病毒等。幼儿感冒与大环境的温度、湿度、空间的拥挤，以及接触传染有很大的关系。一般来说，幼儿每年平均约有三至六次的感染，但有些宝宝的感染次数较多，可能两个星期就会有一次感冒。

感冒的症状轻重与年龄有关，年纪越小的婴幼儿若罹患感冒，症状就越严重，可能会发高烧，也可能会严重影响食欲以及睡眠的质量。较大的幼童一般只有轻微发烧、头痛、流鼻涕、打喷嚏、轻度咳嗽和食欲不振等现象。

整个疾病过程大约为四到十天，发烧可能持续二至四天不等，但是如果出现合并症（如：中耳炎、鼻窦炎、颈部淋巴腺炎、支气管炎和肺炎等），就是中度或重度的症状，必须提高警觉，不能再当成小小感冒来照护。

易并发肺炎、细支气管炎、中耳炎➡流行性感冒

流行性感冒病毒所引发的特定感冒，称为"流行性感冒"。每当气温渐渐凉爽的时候就是流感病毒蠢蠢欲动的时候，因此入冬至初春（大约十一月至来年四五月）都是此类病毒大流行的时候，全台湾地区约有将近二三十万的人遭感染。其他时间也会，但稍缓和一点。

流行性感冒病毒分为A、B、C型三种，各个症状皆不尽相同。大流行的感冒通常都是"A型"惹的祸。B型也会造成大流行，不过症状较A型轻微。C型则不会造成很大的流行，症状也不会很明显，通常只会出现轻微的症状就过去了。

常见流行性感冒的症状有忽冷忽热、发高烧、头痛、全身无力、胃口不好、咳嗽、流鼻涕、鼻塞等。通常一两个星期就会痊愈。不过，流行性感冒的过程比一般感冒快速且凶猛，也较容易有并发症产生（如细支气管发炎、肺炎、中耳炎等），尤其是幼小的婴幼儿症状会较严重，而且肺炎是流行性感冒最多见的并发症，因此不可以等闲视之。

120

罹患流行性感冒时，通常都是以症状治疗为主，加上好好地补充水分与充分休息，一般七至十四天就会痊愈。现今对流行性感冒的治疗，有时医师会给予抑制病毒的药物，但在小儿科不建议使用。

 一般感冒VS流行性感冒

一般感冒	流行性感冒
★引起的病毒种类繁多，以鼻病毒最为常见。	★单指流行性感冒病毒而言。
★症状较轻微；不一定会发烧。	★症状较严重，全身酸痛不舒服、常会高烧。
★病程较短，约一星期内。	★病程常超过一星期以上。
★少并发症。	★容易产生严重并发症。

流行性感冒病毒，活性是依温度、湿度以及紫外线辐射而定：
★在一般环境因素下的生存能力很短。
★4℃的环境下，在水中的活性为二至三星期。在70℃温度下，数秒就能破坏病毒的活性。
★很容易被酒精消毒剂、氯以及乙醛等杀死。

高烧、活动力佳、没有其他症状→玫瑰疹

"人类疱疹病毒第六型"的病毒感染所称的疾病名称为"玫瑰疹"。"玫瑰疹"是一种婴幼儿非常常见的疾病。

"风疹"是老一辈的家长耳熟能详的名词。常见于六个

121

月至一岁半大的婴幼儿，尤以八到九个月大的宝宝最多。然而，几乎所有的幼儿在一至三岁以内，都曾得过玫瑰疹，一年四季都可在门诊中看到这样的宝宝，且三到六个月的婴幼儿较多。

其症状主要是以"高烧"为主，一般的体温都在39℃以上，有时甚至会上升至41℃，让父母们担心不已。不过，宝宝只是会发烧，各种活动力、食欲、精神等都依然正常，没有什么改变。发烧持续三到五天后，身体的疹子从脖子背部附近出现，体温就恢复正常。

疹子则从躯干扩散到手脚四肢，约持续一个星期后消失。疹子出现的期间，父母们都会觉得很心疼，因为宝宝的皮肤变得花花的，看似不像往常一般的可爱，但是疹子完全退去后，又会变得英俊俏丽，所以花脸只是短暂，而且不会留下任何的疤痕，不必过度担心。

"玫瑰疹"是一个非常良性的疾病，不会有任何严重的并发症，所以当发现烧退了，疹子出来了以后，只要注意宝宝的生活起居即可，不需要再做任何的处置。有些父母甚至在宝宝刚发烧时，只仔细地观察注意宝宝的活动力与发烧的形态，并没有给予任何的退烧药剂，宝宝也安然度过了这个疾病的过程。

不过，因为在发烧期间，宝宝的体温往往会高过39℃是很吓人的。所以这种疾病可说是老天爷用来考验父母亲的第一道关，有点难又不会太可怕，但是通过了这一关，就可以说是正式成为父母了。

需提防重症的中度症状

喉咙痛、食欲下降、味觉改变➡急性咽喉部感染（咽喉炎、扁桃体炎）

"喉咙"指的是口腔与呼吸道中咽喉腔的部位，细分可分为靠近鼻腔部的咽部与接近声带部位的喉部。而"扁桃体"则是咽喉腔的一种淋巴组织，用压舌板就可以清楚地看到，位于咽部的两侧。

当有发炎现象时，医师就会以咽炎、咽喉炎、扁桃体炎等来作诊断，也可简单地认为是"急性上呼吸道感染"的一部分。

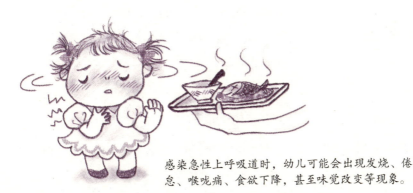

感染急性上呼吸道时，幼儿可能会出现发烧、倦怠、喉咙痛、食欲下降，甚至味觉改变等现象。

PART
1 体温升高了

PART
2 常见发烧照顾疑惑

PART
3 发烧宝宝的居家照护

PART
4 引发宝宝发烧的常见疾病

123

引起扁桃体炎的病菌相当多，七成以上是病毒感染，像是鼻病毒、冠状病毒、腺病毒、流行性感冒病毒、副流行性感冒病毒、肠病毒、EB病毒等；其余少数则是由细菌性感染引起的，如A型链球菌。EB病毒感染在年纪较小的婴幼儿中较常见，在上小学之前有八九成的宝宝，都曾经有过EB病毒感染；而A型链球菌的感染则在五岁以上的幼童中较常见。

扁桃体发炎的症状一般都会有发烧、倦怠、喉咙痛、食欲下降，甚至味觉改变等现象。轻微的有些会出现咳嗽、流鼻涕、打喷嚏，症状较严重的则会有淋巴腺肿、口腔溃疡等症状。不过，基本上扁桃体发炎本身是很良性的疾病，只有少数有严重并发症，这主要是与病原菌本身和感染的严重程度有关。

其中比较常见且严重的是EB病毒及A型链球菌感染。因为EB病毒感染者，有时会出现血液中淋巴球增加、淋巴腺肿、肝脾肿大、肝炎、胆囊炎，严重时甚至会出现脑炎或脊髓炎。而A型链球菌引起的扁桃体咽喉炎，可能引发全身性的症状，诊断的特殊名称为"猩红热"、"风湿热"、"风湿性心脏病"等，也会引起肾丝球肾炎，或是其他部位的化脓性感染，甚至血液感染造成败血症，所以A型链球菌的感染是一种严重的疾病，一定要小心地诊断与区分。

124

病毒性的咽喉炎或是扁桃体炎，基本上是不需要抗生素治疗的，但是细菌性疾病，尤其是A型链球菌就需要使用抗生素治疗（若服用抗生素治疗时，需服完整个疗程，不可擅自停药，以免产生抗药性）。通常医师是靠症状及口腔黏膜、扁桃体的变化，来推测可能致病的感染源，但许多时候是无法靠经验与表现的症状来区分。所以必要时需要采取咽喉扁桃体的分泌物作感染源的检测（如细菌或病毒培养），来确定诊断。

不过，如果症状怀疑是细菌性感染时，有时会考虑治疗的黄金时间，就不会等到结果出来而会先以必须的药物治疗处置，以免造成不必要的严重伤害。

急性咽喉炎与扁桃体炎的致病源

病毒

鼻病毒
腺病毒
流行性感冒病毒
副流行性感冒病毒
肠病毒
EB病毒
单纯疱疹病毒
……

细菌

肺炎链球菌
白喉杆菌
B型嗜血杆菌
……

PART
1
体温升高了

PART
2
常见发烧照顾疑惑

PART
3
发烧宝宝的居家照护

PART
4
引发宝宝发烧的常见疾病

突然高烧、口腔溃疡➡肠病毒与疱疹性口腔炎

➕ 气温越高越活跃 ➡ 肠病毒

最近这几年来在卫生部门积极的倡导下，相信对"肠病毒"这个名词人们并不会陌生。肠病毒是一个大家族的总称，其中包含"小儿麻痹病毒"、"克沙奇"、"伊科"，以及肠病毒68到71型。因为这些病毒都可在肠道复制，再经由粪便接触飞沫传染，因此被命名为肠病毒。

除了小儿麻痹病以外的肠病毒，总共有68型。其中A群克沙奇病毒至少有12型，少数的B群克沙奇病毒，以及伊科病毒会引发疾病。

然而由于肠病毒71型会侵犯神经系统，导致严重的脑炎后遗症与死亡，1998年台湾地区就曾爆发肠病毒71型的大流行，夺走了78个孩童宝贵的生命，直至目前为止，每年都还有重症及死亡案例，尤其是最近这一段时间，重症与病例又一次大幅度地增加，肠病毒71型的感染是一种非常严重的威胁。

肠病毒引起的

🚑 肠病毒71型发威

2008年台湾地区再一次大流行，而且亦是肠病毒71型的感染，直至八月份的官方统计数字为125个重症病例，其中15个死亡病例。

PART
1
体温升高了

PART
2
常见发烧照顾疑惑

PART
3
发烧宝宝的居家照护

PART
4
引发宝宝发烧的常见疾病

疾病会因不同型肠病毒而有所不同，如手口足病、咽喉炎、无菌性脑膜炎、肢体麻痹症候群、流行性结膜炎、心肌炎等，都是不同型肠病毒所引起的疾病，其中以手足口病、咽喉炎最为常见。另外，有些不同的病毒也会引起相同的症状，因此，手足口病这类的病症，可能在同一人身上发作好几次。

在台湾地区，一年四季都有肠病毒感染的病例发生，尤其以夏天、秋天的病例较多，因为气温升高，肠病毒也会更活跃，所以每年的五六月是肠病毒感染的高峰期，接着开学后的九十月又会有另一个高峰。

大部分肠病毒感染并无症状或症状轻微，但是典型的肠病毒症状是突然的发高烧，接着就在咽扁桃体的前壁或软腭等处出现小小的溃疡。有的宝宝会先出现红色小丘疹，继而转为小水泡，接着变成溃疡。溃

关于肠病毒

在发病前数天，即有传染力，但以发病后一周内传染力最强。可持续经由肠道释出病毒，时间长达八至十二周之久。肠病毒有三怕：怕高温、怕干燥、怕漂白水。

★怕高温：室温可存活数天，4℃可存活数周，但在50℃以上，很快就会失去活性。
★怕干燥：干燥可缩短肠病毒在室温下存活的时间，紫外线可降低病毒活性。
★怕漂白水：漂白水可杀死肠病毒。

疡会造成疼痛，所以会出现流口水、拒绝吃东西的症状。当宝宝开始试着吃东西，而且能吃进食物的时候，大概就是病程即将接近尾声的时候了。

克沙奇病毒所引起的手足口病，通常是不会发烧或只是轻微的发烧，但是肠病毒71型的感染则会造成高烧不退。所以，宝宝如果出现持续高烧、倦怠，并且合并有呕吐、嗜睡或抽筋等现象时，就要小心可能是肠病毒71型的感染。

大多数的宝宝感染肠病毒后，在一个星期内，就会自然痊愈，而且不会留下任何的后遗症，但如果出现意识状态异常、肢体麻痹、无力、痉挛等症状，是危险信号，表示病毒可能已侵犯脑部，引起"脑膜炎"或是"脑炎"，属于重症的肠病毒感染。

重症的肠病毒感染，病情的变化很快，如果没有积极地处理，可能会危及生命。就算是幸存者，也会留下不可恢复的后遗症。所以如果小于三岁的婴幼儿，发烧超过三天，且高烧持续超过39℃，一旦出现嗜睡、抽筋、呕吐或呼吸困难其中任何一个症状时，都要尽快前往较大规模的医院就医，以便将危险性降至最低。

严重口腔溃疡➡疱疹性口腔炎

疱疹性口腔炎是最常见的一种疾病，主要是由第一型单

128

肠病毒咽喉炎VS疱疹性口腔炎

肠病毒咽喉炎

★ 肠病毒家族其中以克沙奇病毒所引起为多。

★ 口腔溃疡只会局限在咽喉部，其他如手足部位也会出现小水泡。

★ 可能侵犯脑部与心脏。

★ 偶有脑炎并发症出现。

疱疹性口腔炎

★ 由第一型单纯疱疹病毒引起。

★ 初期的症状是不容易与肠病毒咽喉炎区分。

★ 疱疹性口腔炎会波及整个口腔也会有牙龈的明显发炎。

纯疱疹病毒引起的齿龈及口腔发炎，同样是会引起口腔溃疡，且初期的症状不容易与肠病毒咽喉炎区分。但是与肠病毒咽喉炎不同的是，疱疹性口腔炎会波及整个口腔，也会有牙龈的明显发炎，而肠病毒只会局限在咽喉部，因此以此来作为诊断的区别。

患童以五岁以下的幼儿较为常见，症状会有发高烧、厌食、烦躁不安、嘴巴痛，且有不停地流口水的情形。当宝宝张开嘴巴时，还可看到嘴唇与口腔黏膜有许多溃疡，牙龈也有明显的红肿、破皮，又容易出血的现象，有时在嘴唇周围的皮肤也会出现小水泡。

严重时口腔溃疡会很多而且很痛，口腔黏膜会出现一层黄白色的渗出液物质，甚至会有明显的口臭，有时候会摸到肿大

PART
1
体温升高了

PART
2
常见发烧照顾疑惑

PART
3
发烧宝宝的居家照护

PART
4
引发宝宝发烧的常见疾病

129

且压痛颈部淋巴结。这样的症状会持续一个星期左右，有时也会长达两个星期以上，主要还是以宝宝的情况而定。

严重的口腔溃疡，罹患肠病毒或是疱疹性口腔炎的幼儿，治疗是以最基本的症状治疗为主。如果没有合并忽冷忽热的发烧或咳嗽症状时，可给予宝宝冰冷的流质或较软的食物（如牛乳、布丁、浓汤、冰淇淋、奶昔等），以减少喉咙的不舒服感，并确定摄取足够的营养与热量。

如果宝宝伴有发烧、咳嗽等症状时，则应以室温或微温的食物为主，不宜再给冰冷的食物。另外，可以使用局部的止痛喷剂或药膏，来减轻疼痛以及不舒服的症状。但是如果出现持续的高烧与口腔疼痛无法进食时，必要时需打点滴或住院观察，以避免脱水的现象发生以及补充宝宝所需的基本营养。

耳朵痛、睑朝一个方向晃个不停、哭闹 ➜ 中耳炎

中耳是位于颞骨内一个充满空气的构造，前方有一条"耳咽管"称为"欧氏管"能通到鼻腔后方的鼻咽部，具有保护与维持中耳压力与大气压力平衡的功能。上呼吸道感染时，病源就可能顺着耳咽管逆流而进入中耳，造成中耳发炎。

130

PART
1
体温升高了

PART
2
常见发烧照顾疑惑

PART
3
发烧宝宝的居家照护

PART
4
引发宝宝发烧的常见疾病

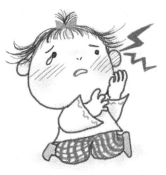

当幼儿出现耳朵疼痛，或是发烧等症状，就有可能是中耳炎。

六岁之前，由于耳咽管尚未发育成熟，所以较平且短，当鼻、咽等部位受感染时，病源较容易经由耳咽管进入中耳，引起中耳炎。婴幼儿及学龄前的幼童好发中耳炎，以六个月大到三岁，以及四到六岁两个年龄层居多，发生率高达两成左右。

根据美国国家健康统计中心报告，中耳炎是小孩求医最常见的疾病。三分之二的婴儿，在一岁前曾罹患急性中耳炎；到三岁时，将近一半的小孩至少得过三次急性中耳炎。一般而言，男童罹患中耳炎的比率较高，而且感冒盛行的季节，也是中耳炎发生率增高的时期。

中耳炎刚开始可能只是出现咳嗽、流鼻涕、鼻塞等上呼吸道感染的症状，但是几天后出现耳朵疼痛，尤其是半夜熟睡中突然的痛醒哭闹不停，或是发烧甚至耳朵流出分泌物等症状。年纪较小的婴

关于中耳炎

好发于婴幼儿及学龄前：以六个月至三岁，以及四至六岁两个年龄层为多。初期以感冒症状为主，几天后出现耳朵疼痛，或是发烧、耳朵流出分泌物等。通常是细菌引起的，常见的细菌以肺炎链球菌、B型嗜血杆菌最为主要。

131

幼儿，因为不会表达，可能只会变得莫名其妙地哭闹、焦躁不安、用手抓耳朵，或是脸朝一个方向晃个不停等。

中耳炎常是细菌引起的，而常见的细菌以肺炎链球菌、B型嗜血杆菌最为主要，因此治疗上需要以抗生素来治疗，而且选用适当的抗生素以及给足够的抗生素疗程是非常重要的。通常给药以十至十四天为原则，不过，仍需依照宝宝的实际情况与抗生素的种类而定。但请注意，服用抗生素时不可擅自停药，以免产生抗药性。

抗生素疗程治疗完成后，有些宝宝仍会有持续性的中耳积水现象，一般是不需要再继续抗生素的治疗或是采取积极性的治疗，可观察一段时间，如果没有改善或是有其他的症状出现时，再作进一步的处理。然而，中耳炎可能影响听力或造成其他严重的并发症，必须定期作追踪，绝对不能掉以轻心。

易积痰、呼吸困难➡下呼吸道感染

下呼吸道感染，是指从会厌部以下的气管、支气管、细支气管到肺泡的发炎。细分的话，可分为气管炎、支气管炎、细支气管炎、肺炎等。然而细支气管炎以及肺炎算是较严重的疾病，因此，特别在此作说明。

PART
1 体温升高了

PART
2 常见发烧照顾疑惑

PART
3 发烧宝宝的居家照护

PART
4 引发宝宝发烧的常见疾病

✚ 呼吸有痰声、呼吸急促、喘鸣➡细支气管炎

细支气管发炎，是两岁以下婴幼儿最常见的下呼吸道感染。在台湾地区，一年四季都有病例发生。其中一半以上是由呼吸道融合病毒所引起，其余则为流行性感冒病毒、腺病毒、鼻病毒等。

宝宝罹患急性细支气管发炎时，一开始会先有感冒的症状出现，接着渐渐出现呼吸急促、呼吸困难，或是喘鸣等，仔细听会发现呼吸出现呼噜呼噜的痰声。同时宝宝的胃口变差、喂食困难、容易呛到、呕吐、烦躁不安或是睡不安稳等。这样的症状会持续一个星期以上，有时甚至会长达两个星期才能痊愈，尤其是六个月以下的婴幼儿，常有可能会长达一个月以上。

大部分经过适当照顾及治疗后，大多很快恢复正常。照护上，如果支气管内的痰很多时，必须采取积极的呼吸治疗以及拍痰的辅助，才能清理积在支气管内的痰，只是生理的功能需要时间来修复，往往药物治疗或是物理性的治疗都无法缩短病程，所以会让父母们误认为治疗无效，而失去信心。

对于免疫功能有缺陷、先天性心肺疾病患者、六个月以下的婴幼儿照护上需要更小心，尤其是被呼吸道融合病毒感染时，病程上会持续很长且治疗的成效需要时间才会慢慢地改善，将来也可能会发展成为气喘，因此是一种虽不是非常

严重但却是相当棘手的疾病。

✚ 胸痛、呼吸困难、咳嗽不止➡肺炎

肺炎，是一个严重的下呼吸道感染的疾病。大部分是由病毒性的上呼吸道感染后，转而入侵变成肺泡发炎。呼吸道融合病毒，以及副流行性感冒病毒是两岁以下婴幼儿肺炎常见原因。而流行性感冒病毒，是造成下呼吸道疾病的主要原因。此外，细菌性肺炎，则占所有肺炎的一至三成。在小儿科门诊中，引起肺炎的原因除了病毒及细菌外，霉浆菌也是一种常见的感染源。

肺炎的症状与细支气管发炎类似，刚开始可能只是发烧、畏寒、咳嗽，渐渐地咳嗽会越来越严重，而且还可能会出现胸痛、呼吸困难等症状。有一小部分的病例，会以急性肚子痛的症状来医院就诊。

一般而言，细菌性的肺炎病情变化上较快，而且症状较严重，宝宝也会有较不舒服的表现。病毒性的肺炎病程变化较缓

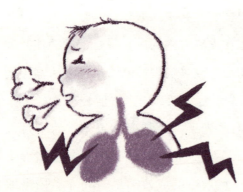

肺炎可能引发胸痛、呼吸困难等症状，使小朋友不舒服。

PART 4
引发宝宝发烧的常见疾病

PART
1
体温升高了

PART
2
常见发烧照顾疑惑

PART
3
发烧宝宝的居家照护

PART
4
引发宝宝发烧的常见疾病

慢，相对宝宝也不会感觉很不舒服，有时只是轻微的慢性咳嗽，迟迟无法改善时，才需用肺部X光片确定诊断。

肺炎不一定非得住院治疗，如果症状不是很厉害，只是咳嗽，其他的生活作息、活动力正常的话，可以在家休息，只要定期门诊追踪就好。在居家的照护上，呼吸治疗与拍痰的工作是不可少的。但是如果出现呼吸困难或严重影响宝宝的生活时，就应住院作进一步治疗。

➕ 剧烈干咳、呕吐、皮肤疹 ➡ 霉浆菌肺炎

霉浆菌，是一种介于"细菌"及"病毒"之间的小生物。感染的病例，在一年四季都可见到。依据国外的统计，霉浆菌性肺炎较少见于两岁以下的幼儿，而以五至十四岁的儿童较多。症状初期会先出现头痛、发烧、喉咙痛、全身无力等症状，接着会出现剧烈咳个不停，而且是干咳，这样的剧烈咳嗽可持续三至四个星期以上。其他同时出现的症状有咽喉发炎、结膜炎、耳朵痛、呕吐、肚子痛或是皮肤出现疹子等。

当宝宝出现严重的干咳时，可能就需要考虑是霉浆菌的感染。治疗上，仍以支持性疗法以及红霉素为主。医学文献上，红霉素对病程与症状的改善有帮助。不过，如果只是支持性的治疗而没有用红霉素，宝宝自己经过四到六

个星期后也会慢慢好起来。但是一般的临床经验，父母都不可能忍受宝宝咳嗽持续一个月以上，所以大部分在门诊中会做肺部X光片检查确定后，就给予适当的抗生素，减缓病程。

肺炎VS霉浆菌肺炎

	一般性肺炎	霉浆菌肺炎
感染源	引起感冒病毒与细菌	霉浆菌
症状	咳嗽有痰、喘鸣、胸痛等	连续干咳、无痰、活动力不佳、偶有胸痛

拉肚子、呕吐、肚子痛➡肠胃炎

肠胃炎在儿科门诊中，是仅次于感冒呼吸道疾病的常见症状。急性肠胃炎的恢复时间与普通感冒一样很快就会好起来，但是因为严重的拉肚子，会有脱水危及生命的可能，尤其是三岁以下的婴幼儿，更容易因为肠胃的症状而快速地引起脱水，因此将急性肠胃炎列为中度严重的疾病。

肠胃炎仍是以病毒感染最常见，如轮状病毒感染（而最近诺罗病毒也十分常见）。其次是细菌性的感染，如沙门氏菌、大肠杆菌与志贺氏菌等，其他如寄生虫也可能是感染的因素。

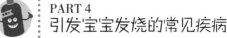
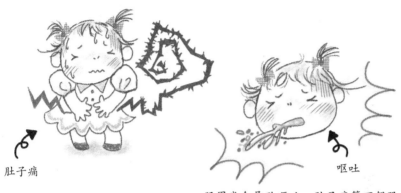

肚子痛

呕吐

肠胃炎会导致呕吐、肚子痛等不舒服
症状，可能使婴幼儿脱水。

✚ 黄色水便、发烧、呕吐➡轮状病毒胃肠炎

轮状病毒胃肠炎，是台湾地区最常见的病毒性胃肠炎。轮状病毒感染，有一个特别的名称叫做"冬季腹泻"。顾名思义，它通常是季节性的感染，主要好发于冬天。大人小孩都会感染，不过，一般大人不会有明显的症状。小孩，尤其是两岁以下的婴幼儿，感染轮状病毒时，症状会比较明显，而且比较严重，甚至会有死亡的病例，所以小孩感染，是件大事，不可以轻视。

腹泻——拉肚子，是轮状病毒感染最主要的症状。还经常会伴随着发烧、恶心、呕吐、食欲不佳等急性肠胃炎症状。约两天的时间，发烧与呕吐的症状会缓解，拉肚子则要持续一个星期左右，整个病程需一个星期左右才会结束，而诺罗病毒的症状则以呕吐、发烧为主。

137

不过，年纪越小的婴幼儿，危险性越高，症状也会越明显、越严重，病程也就特别长。尤其是一岁以下的婴幼儿，持续的呕吐、发高烧与拉肚子，会导致脱水与电解质不平衡，这也是一般婴幼儿急性腹泻时，最要照顾也最需避免的并发症。

轮状病毒以小肠为感染的部位，小肠绒毛会被破坏，使小肠不能正常吸收与消化，所以就产生了拉肚子、肚子不舒服的症状。发烧、呕吐、拉水便是轮状病毒的主要症状，其中拉的大便为黄色水便，但是不带血丝或黏液，这是和细菌性肠炎最主要的区别。另外，宝宝也可能合并咳嗽、流鼻水等上呼吸道感染的症状。至于细菌性肠胃炎则不会出现呼吸道症状。

轮状病毒胃肠炎很容易造成脱水现象，所以要特别地小心。脱水的严重程度在医学的判断上可以分作三级，不过，当出现皮肤干燥无光泽、眼睛凹陷、活动力很差、喂食困难或嗜睡等情形，宝宝体重突然减轻了5%以上，且尿量减少时，就要赶紧就医，以免脱水进入中重度。

若等到呼吸急促，或是中枢神经系统异常发生抽筋、昏迷等情况，才就医恐危及生命，严重者可能就回天乏术，造成终身的遗憾。

PART
1 体温升高了

PART
2 常见发烧照顾疑惑

PART
3 发烧宝宝的居家照护

PART
4 引发宝宝发烧的常见疾病

✚ 粪便带有黏液及血丝 ➡ 细菌性感染的肠胃炎

典型的细菌性感染的肠胃炎，与病毒不一样的症状是粪便中还带有黏液及血丝，其他如肠胃炎出现的拉肚子、发烧、肚子痛与呕吐的症状也都会出现。所以，如果宝宝出现粪便中带有黏液及血丝时，就要特别留意。

细菌性的肠胃炎大多发生在夏季，因为不干净的食物或是饮料而传染，尤其是餐具没洗干净或是食物没处理好，这常发生在营养午餐的集体中毒事件中，或是餐厅吃东西食物中毒等。因此，要彻底做好消毒的工作以及注意环境卫生，多洗手，这样才能降低感染的几率。

🚑 病毒性肠胃炎VS细菌性肠胃炎

	病毒性肠胃炎	细菌性肠胃炎
感染源	轮状病毒等	伤寒杆菌、志贺氏菌等
症状	发烧程度较轻微	容易高烧
	呕吐常见	呕吐较少
	腹泻为稀水便	腹泻带黏液与血丝

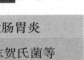 解尿困难、频尿 ➡ 泌尿道感染

泌尿道感染在儿科门诊中并不少见，据统计数据显示，一岁前的婴幼儿，第一次泌尿道感染的症状大多出现在三个月之前，其中男婴的比例约占75％，所以一旦小婴儿发烧，

139

就要特别注意泌尿道感染的可能。

而一岁以上女童泌尿道感染的机会则比男童多，七至十一岁女童罹患泌尿道感染的机会，高达1.2%至1.9%。主要的原因是由大肠内的细菌所引起，其中又以大肠杆菌最常见。

从感染途径来说，新生儿常见的是因为别处的感染，再经由血液到泌尿道，而造成泌尿道感染。而大多数的婴幼儿，则是因为感染源从尿道口逆行而上，进入膀胱而产生感染。

婴幼儿发生泌尿道感染时，不一定立刻会出现症状，而且症状常与泌尿系统不相关，是非特异性的，如发烧、食欲不振、呕吐、活动力差、腹胀、腹泻，甚至黄疸、体重不增或增加缓慢等。所以当婴幼儿发烧迟迟不退，又没有特殊的症状时，就必须作尿液检查分析，才能确定诊断。

泌尿道的感染

一岁以下的婴幼儿发生时，其中有70%合并有膀胱泌尿道回流；一岁到两岁有40%；两岁到八岁有25%。确定宝宝是泌尿道感染时，除了应给予适当的抗生素治疗外，也要进一步在适当的时候，作肾脏超声波检查以及影像检查。

泌尿道的感染，在一岁以下发生时，其中有70%会合并有膀胱泌尿道回流，一岁到两岁有40%，两岁到八岁则有25%。

据统计，输尿管膀胱回流的发生率，

在一般的小孩中小于1％，但是泌尿道感染的病童，合并有泌尿道异常的比率超过40％，其中大多数是膀胱泌尿道回流，占到约30％到40％。

所以，确定宝宝是泌尿道感染时，除了应给予适当的抗生素治疗外，也要进一步作肾脏超声波检查以及影像检查，来排除其他病变的可能性，以便作最好的追踪与处置。

可怕的急重症

头痛、嗜睡、哭闹、怕光➡脑炎、脑膜炎

脑炎与脑膜炎常会一起出现，因此不容易区分，以下是粗略的分法，仅供参考。

✚ 发烧、呕吐、头痛、行为异常➡脑炎

脑炎是脑组织本身的发炎，以病毒引起的脑炎最为常见。其他如细菌、披衣菌、霉浆菌、立克次体、霉菌，以及某些寄生虫、原虫等也都会引起脑炎。

脑炎的临床症状，最初可能只是发烧、喉咙痛、恶心、呕吐、头痛等非特异性症状。接着才会慢慢出现一些中枢神经异常的症状，例如：意识变差、人格或行为的异常、痉挛、全身或半边无力、步态不稳，严重者更会导致昏迷，甚

PART
1
体温升高了

PART
2
常见发烧照顾疑惑

PART
3
发烧宝宝的居家照护

PART
4
引发宝宝发烧的常见疾病

至死亡。

✚ 颈部僵硬、怕光、呕吐、头痛➡脑膜炎

脑膜炎，指的是包在脑组织外层的"脑膜"发炎，是因为外来的微生物侵入脑膜，造成中枢神经系统的发炎。这些致病的微生物包括细菌、病毒等多种。婴幼儿脑膜炎是一种严重的疾病，因为脑血管的屏障尚未发展成熟的缘故，所以比较容易罹患脑膜炎以及脑炎。

脑膜炎的发生，通常都是由于感染源经由飞沫或粪便进入人体，再经血液循环进入脑膜，造成脑膜炎。脑膜炎如果

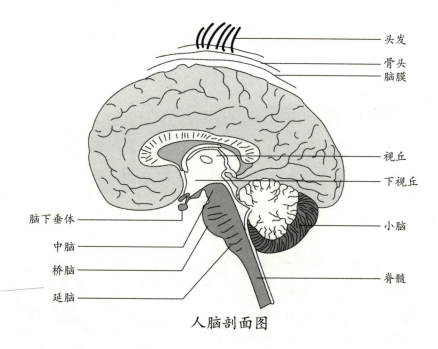

头发
骨头
脑膜
视丘
下视丘
小脑
脊髓
脑下垂体
中脑
桥脑
延脑

人脑剖面图

同时合并脑的发炎时，则称之为"脑膜脑炎"。

一个月至十二岁的宝宝容易发生脑膜炎，男孩的发生率比女孩高。宝宝一旦受到感染，死亡率约5%至7%，后遗症比率更高达三至四成。其中细菌性脑膜炎的发生，与宝宝的年龄有非常重要的关连性。一岁以下的婴幼儿，是最常发生的群体。此外，有先天性异常的宝宝，如先天性免疫有缺损、恶性肿瘤、先天性神经管缺损，或是有头部外伤等，也都是高危群体。

引起细菌性脑膜炎的细菌有好几种形态，包括肺炎链球菌、B型嗜血杆菌，都会造成脑膜发炎。依据1992年的调查，台湾地区每10万名儿童有2.2名B型嗜血杆菌脑膜炎病例，比率高于欧美，推测原因可能是台湾地区婴儿托育比率高，以及人口稠密导致。

幼小宝宝临床表现常常不明显，可能是以发烧、呕吐、异常哭闹、眼神异常或日常生活行为的改变来表现。较大的孩童则以发烧、剧烈头痛、呕吐、颈部僵硬、精神活动变差等症状表现。

由于脑膜炎的症状，有时难与上呼吸道感染作区分，容易延误诊断及治疗，而其中细菌性脑膜炎常造成合并症，甚至会危及生命，所以需要特别重视及关心。

而非细菌性脑膜炎中，以病毒性脑膜炎占最多，其中又以肠病毒脑膜炎最常见，其他还有疱疹病毒等。

143

严重罹患脑炎与脑膜炎的宝宝，往往会留下后遗症，包括脑神经的受损、四肢肌肉僵硬或无力、步态不稳、癫痫、听力障碍以及视力的伤害等，影响正常的活动，因此需要长期地康复治疗。如果宝宝出现发烧、头痛、呕吐等典型症状时，应赶紧就医诊治，以减少由于脑部发炎所导致的伤害。

骨头痛、行动异常➡骨髓炎

骨髓炎，简单地说就是骨骼受到细菌的感染。而细菌感染的方式有三种：

① 细菌经过血液感染，医学上称为血行性感染；

② 直接接触感染；

③ 从临近地方扩散而来。

急性血行性骨髓炎常发生于宝宝身上，这往往是经由上呼吸道感染或轻微外伤或其他部位的感染而引发。明显的症状有高烧、头痛、骨头压痛、行动异常，或是移动时会出现非常疼痛的表情等。好发于长骨的干骺上，两岁以下的婴幼儿，甚至会跑入关节内，形成细菌性关节炎。

另外，也可能是因为受伤时骨骼直接接触细菌或开刀时的二次感染，通常在儿童期发病，最常见的致病菌是金黄色葡萄球菌，症状和急性血行性骨髓炎不同，主要是轻微发烧、局部疼痛、伤口通常红肿，且有化脓的现象。

如果发现宝宝有骨头痛或行动异常时，要立即作适当的检查，以确定是否有骨髓炎或是细菌性关节炎，如果判断出是上述的情况，除了要长时间使用抗生素治疗外，可能还要接受多次的手术，因此父母要特别地留心。

体温异常、呼吸急促、四肢冰冷➡败血症

败血症，是少数会危及生命的重病之一。败血症是指感染源，主要是细菌在血液当中，使宝宝出现体温异常，加上呼吸、心跳、血压的严重变化，医学上称为"败血症"。如果细菌已经在血液中，但临床上却只有发烧而没有其他呼吸、心跳、血压的变化时，则称为"菌血症"。

败血症主要是来自局部的感染，例如：泌尿道感染、肠道感染、皮肤的局部伤口等，或是自上呼吸道感染，细菌从咽喉进入淋巴，再进入血液里所造成。与宝宝的抵抗力有非常密切的关系，因此，抵抗力较差的宝宝，如早产儿、新生儿、先天性免疫缺损、接

败血症

是非常严重的疾病之一，症状多样。常见症状有：哭闹、情绪烦躁、活动力降低、四肢冰冷、呼吸急促等。但新生儿的表现变化快速而且危险，如体温过低或是异常升高、不吃、呕吐、腹胀等。六个月至两岁的婴幼儿，则会呈现出发烧。

PART
1
体温升高了

PART
2
常见发烧照顾疑惑

PART
3
发烧宝宝的居家照护

PART
4
引发宝宝发烧的常见疾病

145

受化学治疗、脾脏切除等，都是好发的高危险群体。

新生儿若罹患败血症时表现变化快速而且危险，常见的症状有：体温过低或是异常升高、呼吸急促或困难、不吃东西、呕吐、腹胀、活动力降低等。六个月至两岁的婴幼儿，通常会呈现出发烧、哭闹不安、情绪烦躁、活动力降低、四肢冰冷、呼吸急促等症状。如果没有及时处理，很快就会进入休克状态，因而可能会造成死亡。

因此，如果出现意识不清、谵妄、尿量减少或无尿、四肢冰冷、心跳加快、血压降低、肤色发黑等症状，都是败血性休克的重症表现，情况非常危险，需特别小心。

败血症是非常严重的疾病之一，当宝宝，尤其是两岁以下的婴幼儿出现体温过低或是异常升高、呼吸急促或困难、不吃东西、呕吐、腹胀、活动力降低、哭闹不安、情绪烦躁、四肢冰冷等症状时，就应尽快就医，不要延误。由于抗生素的发现，败血症的预后效果不错，但是如果有败血性休克时，死亡率会大大地增加，所以要特别地留意。

家长必知的重要症状

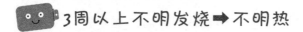 **3周以上不明发烧 ➡ 不明热**

"不明热"指的是发烧的现象，在门诊检查与追踪超过

三星期以上，或是住院检查超过一星期，却仍然找不出原因时医师所下的诊断。造成不明热的原因很多，就是因为不容易在短时间内被诊断出来，所以才称为"不明热"，往往需要经过长期的追踪，才能发现真正的病因。不明热的原因大致可分为3大类：

① 感染性疾病；

② 结缔组织疾病（如红斑性狼疮、风湿性关节炎等）；

③ 肿瘤（如白血病、淋巴瘤等）。

其中感染性疾病是儿科最常见的不明热原因。

诊断不明热需要仔细与耐心，以及借助医疗仪器与血液生化的检查，甚至需要作侵入性的组织切片等才能作出正确的诊断，在不同的年龄层，引起不明热的原因也不尽相同。

不明热是非常劳心、劳力的症状，父母需要耐心地与医师配合，以找出真正的致病原因，并给予最适当的治疗。

 ## 5天以上高烧、草莓舌、嘴唇干裂➡川崎症候群

结缔组织的疾病，是引起川崎症候群的原因，详细的原因目前还不是很清楚。比较认同的可能性是因为当感染细

PART
1
体温升高了

PART
2
常见发烧照顾疑惑

PART
3
发烧宝宝的居家照护

PART
4
引发宝宝发烧的常见疾病

菌，如感染金黄色葡萄球菌后，一方面造成身体不适，另一方面细菌感染肠道并释出肠毒素，促使免疫系统中的抗原表现细胞与T淋巴球结合，使T淋巴球产生大量的发炎细胞间质，造成身体多个器官发生病变。

诊断川崎症候群的要素是：

① 持续五天高烧不退，加上咽喉红肿发炎（草莓舌、嘴唇红干且有裂痕）；

② 没有分泌物的结膜炎；

③ 颈部淋巴结肿大；

④ 手脚掌红肿；

⑤ 四肢皮肤起疹子。

上述症状若有其中四个且如果持续两个星期左右，手脚指尖出现脱皮的现象，或是肛门周围也有脱皮的情形时，即是确定诊断。

早期发现早期诊断是必要的，因为若是在脱皮的症状出现时，才诊断出来为川崎症候群就有可能已经发生其他严重的并发症了，失去了黄金用药时间，后遗症与死亡率会大大地提高。医学报告认为川崎症候群的病程是多变的。

所以当一岁以内婴幼儿，特别是男孩，如果持续发烧五天以上，医师处方服用抗生素发烧不退，又加上症状只有一两项，如嘴唇红干且裂与结膜炎等，就算没有完整的前面所说症状（即咽喉红肿发炎，如草莓舌、嘴唇红干且有裂痕、没有分泌物的结膜炎、颈部淋巴结肿大、手脚掌红肿或四肢皮肤起疹子），仍然要有"川崎症候群"的警觉。

诊断川崎症候群的要素

必要条件是持续五天的高烧不退，加上咽喉红肿发炎（草莓舌、嘴唇红干且有裂痕）、没有分泌物的结膜炎、颈部淋巴结肿大、手脚掌红肿或四肢皮肤起疹子的其中四个症状。

侵犯心脏是川崎症候群最严重的并发症，心肌炎可能在发烧的第六至七天就开始出现，如果没有及时地接受治疗，有四分之一会发生冠状动脉病变，如动脉扩大、血管瘤等疾病，这种并发症会危及生命，而且死亡率高达三成以上。关节疼痛与关节炎等症状，约有三分之一的病童会出现，可能会持续两到三个星期。其他的症状，如尿路感染、脑膜炎或肠胃的症状等也有可能会出现。

川崎症候群发病的年龄，以婴幼儿为主，从六个月到小学的孩童都有病例报告，但大多好发于六个月至一岁以内的婴幼儿，一岁以后发生率就急剧降低。统计报告中，四岁以内占80%以上，且以男孩为多。而东方人种的发生率较高。

PART
1
体温升高了

PART
2
常见发烧照顾疑惑

PART
3
发烧宝宝的居家照护

PART
4
引发宝宝发烧的常见疾病

嘴唇变黑、牙关紧闭、手脚抽动➡热性痉挛

热性痉挛，是宝宝因发烧而引发的神经症状，也是婴幼儿痉挛最常见的原因。痉挛是因为脑细胞不正常的放电，所导致的肌肉不自主抽动。发烧时会引起神经细胞的兴奋提高，而宝宝的脑部发育还未成熟稳定，尤其是三岁以下的婴幼儿，调节与抑制脑神经兴奋放电的机制还没有完全成熟，所以容易引起痉挛。

脑部的成熟稳定度越高，越不会因发烧而诱发痉挛。热性痉挛常见于六个月至六岁的宝宝，又以一到两岁宝宝最为常见，大部分宝宝在五至六岁后，就很少再出现热性痉挛。

引起热性痉挛的时机并不确定，有的发烧在38℃以上，

热性痉挛发作时的处理步骤

① 先让宝宝侧躺，并用枕头放在其头下以避免碰撞。

② 清除周边任何可能危及宝宝的物品。

③ 松开宝宝的衣领或任何影响呼吸畅通的衣物。

④ 检查宝宝口中是否含有异物，如果有，可在侧躺后清出，不过不可用任何东西（如汤匙或自己的手指头）塞入宝宝口中，以避免进一步伤害宝宝并影响其呼吸道畅通。

⑤ 轻轻扶住宝宝的身体，静静观察发作的情况，注意安全，以免发生意外，但不要紧压宝宝的身体，试着让痉挛停止。

不过，常见的是在39℃或40℃以上，且常在高烧急剧上升时，或是开始出现发烧后二十四小时内。不过，有时是在痉挛后才被发现有发烧的现象，或是在退烧时才出现痉挛。

热性痉挛的注意要点

① 宝宝醒过来后，不要马上让其喝东西以免呛着呼吸道，也不要马上让宝宝起来走动。
② 如果有发烧的现象，可使用肛门栓剂来帮助退烧。
③ 若抽搐超过十分钟或有连续抽搐、神智无法恢复时，就要立刻就医。

痉挛时通常突然失去知觉、目光呆滞（或眼睛往上吊）、嘴唇变黑、牙关紧闭、手脚抽动、僵直（或是突然全身松软无力）。痉挛时间，可从数十秒到数十分钟。大部分的宝宝痉挛后一至四小时内会清醒过来。

需要作预防性治疗的热性痉挛

★已被诊断或怀疑神经发育有问题者（如脑性麻痹、智力障碍、发育迟缓）。
★抽搐时间持续超过15分钟。
★局部单侧抽动。
★发作后24小时内又复发。
★父母或兄弟姐妹中有癫痫的病史。
★初次发作在一岁以下者。
★有多次热性痉挛发作。

目前并无证据显示，再次发生热性痉挛会影响或伤及脑组织，引起智障、脑性麻痹或学习障碍等后遗症。而且大部分的宝宝，都不需要服药来预防复发。除非是已被诊断或怀疑神经发育有问题者（如脑性麻痹、智能障碍、发育迟缓）、抽搐时间持续超过十五分钟、局部单侧抽动或发作后二十四小时内又复发、父母或兄弟姐妹中有癫痫的病史、初次发作在一岁以下者，或是有多次热性痉挛发作的现象时，才需要作预防性的治疗。

医师妈妈经

感染性疾病的传染途径，不外乎是通过飞沫与粪便的接触传染。

① 飞沫传染，是呼吸道分泌物尤其是口水，经过说话、咳嗽、打喷嚏、擤鼻涕而进入到另一个人的口鼻内导致的传染。

② 粪便的接触传染就是宝宝上完厕所后，没有好好地洗手，而去摸其他的东西，导致其他的宝宝跟着摸到后，接触到嘴巴，或拿食物放入口中而引起感染。

因此，作好预防是避免感染的最佳方法。建议如下：

① 勤洗手、避免共同使用餐具、禁止口沫横飞并避免食用没有密封的食物。

② 注意使用过的卫生纸、手帕一定要做好隔离的工作，以减少病毒经由分泌物吸入或吞食入口腔内引发感染。

③ 养成洗手的习惯，以及戴口罩减少飞沫四处散播，是避免感染的最佳方法。

④ 多注意增加空气的流通，减少待在密闭室的空间过久，尤其是幼儿园、学校、医院及人潮拥挤的场所，应特别注意。

⑤ 接种疫苗很重要。很多的感染源都已经有疫苗的制剂，因此打疫苗也是一个非常有效的预防措施。尤其是婴幼儿，除了规定必须要打的疫苗外，如水痘、肺炎链球菌、B型嗜血杆菌等都已经有自费的疫苗，建议最好都接种，以确保健康。

⑥ 当宝宝生病时，建议留在家里休养，不要去幼儿园、学校，或是其他多人聚集的场所，以免传染给其他小朋友，或再次因为周围的病源而引发二次感染。

本章所提及的这么多疾病，都是发烧可能引起的症状，但绝对不是全部。事实上，引起发烧的感染疾病多到无法想象，在此仅将我个人认为比较重要的部分叙述说明，其中还有一部分皮肤疹的发烧，如麻疹、德国麻疹、病毒疹等，并没有在这里详加说明。

最后，我要再次强调引起发烧的疾病不胜枚举，诊断引起发烧的疾病是医师的工作与职责，写这本书的用意并不是

153

预防重于治疗

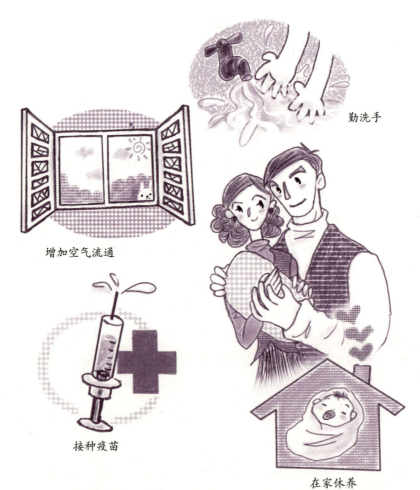

勤洗手

增加空气流通

接种疫苗

在家休养

注意宝宝的生活细节，勤洗手、注意空气
流通，避免出入公共场所，就可以有效预
防疾病。

介绍疾病，而是在提醒当宝宝有发烧的情况时，父母们应该注意的事项。

当宝宝发烧时，细心地照护发烧的宝宝，并注意陆续出现的症状，当有一些重要的症状出现时，就应该及时地找医护人员处置，这才是本书的主旨。真心地祝福每一位宝宝都能够健康、快乐、活泼、聪明地成长。

 ## 建立良好的医病互动，克服发烧恐惧

另外，要提的重要观念就是医病关系的建立。"发烧恐惧症"是指一些对小孩发烧过度焦虑的父母。研究中发现，影响父母焦虑发烧的因素包括父母过去的经验、听闻他人的劝说、文化的影响以及医疗人员所提供的信息等，尤其是医疗人员的言行举止对父母具有深远的影响。

研究更发现，医疗人员对于发烧的认知与处置不一致时，或是积极治疗的态度，都可能造成父母对发烧的焦虑与害怕，进而加强父母的发烧恐惧症，如此，也会影响父母未来处理发烧的态度与行为。

✚ 医师处置决定家长评价

英国对发烧家长的研究发现，最会让父母感到束手无策的是当宝宝出现突发的症状时，他们最先会寻求非医疗人员的意见，然后再经由多方的信息来源，汇集成为一套自己对发烧的概念，以及处理的模式。因此，当父母带着发烧的宝宝求诊时，会评价医疗人员对发烧的认知及做法，若父母对于症状的概念及期望的处置与医师互相冲突，则很容易引起双方不和谐及不满意。

台湾地区学者曾经在2005年针对"父母对发烧概念与处置受医师的影响过程"作了研究，并有两个重要发现：

① 父母对小儿发烧的概念及处置受医师的影响过程。

② 父母对医师处理发烧的评价过程。

这篇研究道出了现代父母面对年幼子女发烧的心情与对医师的印象，尤其是后者更是医病互动好坏的关键。

父母对小儿发烧的概念及处置受医师影响过程主要是说，当父母面对宝宝发烧问题时的态度以及医师当时的处理方式，如何影响将来宝宝再次发烧时，父母的态度与自己先做处理的过程。

结果显示，父母一般对发烧的概念受医师影响的步骤约略可分为：

① 父母在本有的发烧概念外会先行探索。

② 再观察每一次就医的经验与处置的过程，并从中学习医师治疗及处理发烧的方式，从而形成自己的发烧处理印象。

③ 经由医师确认自己对发烧的概念与处置的正确性，以构建自己发烧处置的方式，最后得出一套自己的发烧处理标准。

父母对医师处理发烧的评价过程则是对医病关系的互动有相当程度的影响，如果医师的态度与处理方式不符合父母的期望时，将是造成医病关系不和谐的导火线。

父母评价医师处理发烧的过程包括比较医师、怀疑或质疑医师、无奈于医师的极限、选择性地接受医师的信息。而当医师的表现符合父母期望，就是当医师能迅速又明确地掌握疾病、清楚地告知疾病的病因、病程，并做出符合父母期望的处置，而且宝宝疾病的原因正如同医师所描述的，父母就会很信任、很依赖医师，而且不会轻易地更换医师。

在我自己的看诊经验中常遇见此种情况，宝宝发烧判断是玫瑰疹，经过两三天以后就出现疹子，且疹子出现后，烧也就退了，这种结果正如所告知父母的话一样，多数家长便会出现上述的反应。

当医师的表现不符合父母期望，即若父母求助医师时，医师无法立即掌握疾病，对病因及病程的解释模糊不清，且医师的处置无法符合父母的期待，而又无法体会身为父母

PART
1
体温升高了

PART
2
常见发烧照顾疑惑

PART
3
发烧宝宝的居家照护

PART
4
引发宝宝发烧的常见疾病

157

的焦虑与害怕，则父母与医师的关系容易产生不协调及不满意。结果便会导致父母会去寻找别的医师或转而寻求宗教、偏方的方法处理。

良好医病关系让宝宝享有最好的照护

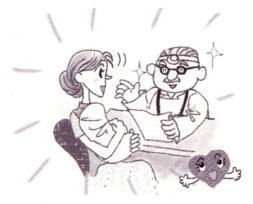

当父母带宝宝就诊时，医师的判断与说明符合父母的期望，就容易建立圆满的医病关系。

医界权威黄达夫医师在《医学的艺术》一文中指出："要去发掘病人身、心、灵各方面的需求，并且以适合他的方法去满足他。这种微妙而又亲密的互动关系的建立和维持以及处理的决策与时机的判断，就是医学的艺术。"医病关系的建立与其他关系，如朋友、夫妻、师生等的建立一样，都是非常复杂的一门学问。需要观察、付出、容忍与耐心等长期地经营才可能建立良好的关系。

时势的改变，导致医病关系也随时在改变，尤其是在现在的医疗体系中，医病关系远不如四五十年前和谐，因此建立良好的医病关系，在这个时代显得尤为重要。所以我在此期待父母带宝宝看病时，都能够和医师建立良好的互动，给宝宝最好的处置与照护。

✚ 完全信任医师：完全依赖型

医病关系在初期或双方还没有熟悉的时候，通常只是重视对方的表现，也就是依表象与过去经验来决定互动的关系。在互相熟悉以后，关系的建立则是在互信的基础上，这时双方的信赖感建立后，彼此的关系是无可取代的。

当病人或家属需要咨询医师时，一般都不会再作第二人想。万一临时身体不舒服或是紧急情况来不及等到信赖医师的看诊时段，常常就会先就近找一位医师看诊，然后再前往信任的医师确定诊断说明后，才会安心。而医师也会对病人产生熟悉与信赖感，除了对病人本身，甚至连其整个家族的情况都能掌握得非常清楚。就类似家庭医师的地位，对病人以及家人的照顾达到全方位的程度与深度。

此种情况的医师，可以说是这个病人生活中一个不可或缺的重要人物。这种医病关系一旦建立后，便深深缔结，很难取代或被打破。建立这种医病关系前，通常也需经过一番比较与观察，确定之后才会建立。

这种情形在当父母带宝宝就诊时，医师的判断与说明符

PART
1
体温升高了

PART
2
常见发烧照顾疑惑

PART
3
发烧宝宝的居家照护

PART
4
引发宝宝发烧的常见疾病

合父母的期望时，最容易建立。而且有时甚至会把医师当"先知者"，当"医术一流"的神看待。如同前面所述，经过研究的符合期待型，这样的情形最容易出现。

✚ 将医师当工具：暂时工具型

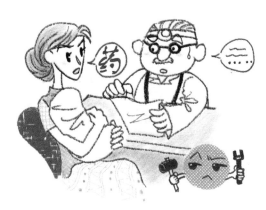

暂时工具型的医病关系，家长只是要求照上回药物开立处方给药，或是尽快减轻现阶段的问题，并不信任医师。

这样的情形常常是病人把医师当作是工具，对医师而言，医师自己明白无论如何帮助病人开立处方或是解释病情、或是作进一步的检查都是徒劳无功，更可能会被病人或家属以轻蔑、嗤之以鼻的态度对待，使得医师陷于极度无奈与失落的状态。

例如，在医师请假，而由代诊医师看诊时，或是病人突然的不舒服，而又不逢信赖的医师门诊时段时最为明显。病人只是想就近先减轻症状，并不看重当时看诊医师的能力，也不管那位医师的为人如何，更不想建立关系，只是想要求照上回药物开立处方给药，或是尽快减轻现阶段的问题罢了。也因此，医师明白病人只是把他当成临时的工具。

✚ 不信赖医师：完全拒绝型

父母求助医师时，医师无法立即掌握疾病，对病因及病程的解释模糊不清，让父母无所适从，加上医师的处置与父母的期望不符合，又不能体会父母的焦虑与害怕的情况，如同前面所述不符合期待

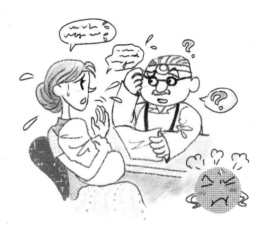

当医师的处置不符合家长的期望，常会造成医病关系恶化，使家长拒绝该医师。

型，是最容易让医病关系变坏的情形，此时父母与医师最容易产生不协调及不满意。也因为有了一次这样的经历后，医师就是永远的拒绝往来户，父母再也不愿意与这位医师有任何的关连，甚至连听闻都觉得可恶与可恨。

✚ 良好医病互动有助掌握宝宝病程

这三种类型的医病互动可以说是医病关系常见的情形。第一类型是良好的，但是就是因为太过于信任心目中的好医

师，往往会无法客观地判断疾病的本质，或是接受另一位医师的说明与处置，无形中加重了双方的责任与负担。

第二与第三类型是不良的医病关系，往往会造成医师无力感以及导致失落与沮丧的负面影响。

在此提醒读者：您是否也有过这样的经历？如果答案是"是"，是否可以重新思考医病互动的关系，进而用不一样的行动改变原本不甚良好的关系呢？

最后，仍与大家分享黄达夫医师的一段话："不管我们的知识多丰富，技术多精湛，当我们与病人缺乏亲密而良好的互动时，就不可能灵敏地掌握到病情微妙的变化，并在紧要的关头做出机警的应变。往往，医疗效果也就因而大打折扣，甚至导致令人遗憾的后果。"

PART
1 体温升高了

PART
2 常见发烧照顾疑惑

PART
3 发烧宝宝的居家照护

PART
4 引发宝宝发烧的常见疾病

正确的发烧处理观念

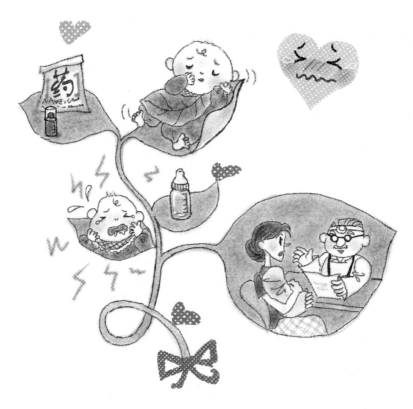

与医师建立良好的互动、依医师指示服药、细心照护，多注意观察宝宝生活变化，有助于缩短病程，增加宝宝的舒适度。

163

照护备忘录

....

....

....

....

....

....

....

....

....

....

....

....

图书在版编目（CIP）数据

育儿新概念：宝宝发烧照护经／陈永绮 著. —北京：东方出版社，2010
ISBN 978-7-5060-3961-1

Ⅰ.①育… Ⅱ.①陈… Ⅲ.①小儿疾病—发热—诊疗 Ⅳ.①R720.597

中国版本图书馆CIP数据核字（2010）第148784号

育儿新概念 ： 宝宝发烧照护经

作 者：陈永绮
责任编辑：姬 利 杜晓花
出 版：东方出版社
发 行：东方出版社 东方音像电子出版社
地 址：北京市东城区朝阳门内大街166号
邮政编码：100706
印 刷：北京印刷一厂
版 次：2010年9月第1版
印 次：2010年9月第1次印刷
开 本：670毫米×890毫米 1/16
印 张：12.25
字 数：105千字
书 号：ISBN 978-7-5060-3961-1
定 价：32.00元
发行电话：（010）65257256 65246660（南方）
 （010）65136418 65243313（北方）
团购电话：（010）65245857 65230553 65276861